漫话内分泌代谢性疾病

主　审　吴欣娟　李继平

总主编　蒋　艳　唐怀蓉

主　编　袁　丽　武仁华

副主编　叶子溦　李　饶　杨小玲

编者（按姓氏笔画排序）

古　艳　叶子溦　刘　杨　刘　明　刘　维

苏　兰　李　饶　杨小玲　肖　洁　吴薛滨

武仁华　林　双　欧　青　赵炼玲　赵聆豆

袁　丽

秘　书　虞方迪

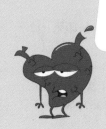

人民卫生出版社

·北京·

图书在版编目（CIP）数据

漫话内分泌代谢性疾病 / 袁丽，武仁华主编. —北京：人民卫生出版社，2022.10

（临床护理健康教育指导丛书）

ISBN 978-7-117-33675-8

Ⅰ. ①漫… Ⅱ. ①袁… ②武… Ⅲ. ①内分泌病-防治 ②代谢病-防治 Ⅳ. ①R58

中国版本图书馆CIP数据核字（2022）第190679号

人卫智网	www.ipmph.com	医学教育、学术、考试、健康，购书智慧智能综合服务平台
人卫官网	www.pmph.com	人卫官方资讯发布平台

漫话内分泌代谢性疾病

Manhua Neifenmi Daixiexing Jibing

主　　编：袁　丽　武仁华
出版发行：人民卫生出版社（中继线 010-59780011）
地　　址：北京市朝阳区潘家园南里 19 号
邮　　编：100021
E - mail：pmph @ pmph.com
购书热线：010-59787592　010-59787584　010-65264830
印　　刷：廊坊一二〇六印刷厂
经　　销：新华书店
开　　本：710×1000　1/16　　印张：12
字　　数：208 千字
版　　次：2022 年 10 月第 1 版
印　　次：2022 年 12 月第 1 次印刷
标准书号：ISBN 978-7-117-33675-8
定　　价：69.00 元

打击盗版举报电话：**010-59787491**　**E-mail：WQ @ pmph.com**
质量问题联系电话：**010-59787234**　**E-mail：zhiliang @ pmph.com**
数字融合服务电话：**4001118166**　**E-mail：zengzhi @ pmph.com**

序

　　健康是立身之本，全民健康是立国之基。落实《"健康中国 2030"规划纲要》精神，提升健康素养已成为提高全民健康水平最根本、最经济、最有效的措施之一。为满足大众日益增长的健康需求，提高护理人员对患者及家属健康宣教的效果，四川大学华西医院护理部组织编写了"临床护理健康教育指导丛书"。

　　该套丛书兼顾不同受众人群的健康需求特点，以十个临床常见专科或系统的疾病护理为落脚点，由临床一线护理人员绘制原创科普漫画，把专业、晦涩的专科理论转变为通俗易懂的图文知识。整套丛书紧贴临床、生动有趣、深入浅出，翔实地介绍了常见疾病健康宣教知识，真正做到了科普服务于临床、服务于读者，是一套不可多得的、兼具临床健康教育指导及健康知识科普的读物，适于护理人员、患者及家属阅读。

　　在丛书即将面世之际，愿其能有助于提升临床护理工作者科普宣教能力，为专科护理人才队伍建设和优质护理服务质量提升作出重要贡献。同时，也希望这套丛书能帮助广大患者及家属了解疾病基础知识及康复措施，为健康中国战略的推进贡献力量。

2021 年 2 月

前 言

　　随着现代人生活水平的提高和生活方式的变化，内分泌代谢性疾病已经成为严重危害人类健康的世界性公共卫生问题之一，专业全面的健康教育对于防治内分泌代谢性疾病及提高患者的生活质量尤为重要。四川大学华西医院内分泌代谢科团队以扎实的理论知识为基础，结合丰富的临床健康教育经验，编撰了本书。

　　本书从基础知识、疾病危害、预防治疗和特殊情况四个部分着手，采用文字介绍加手绘漫画的形式重点阐述了糖尿病、骨质疏松症、痛风症、甲状腺疾病等常见内分泌代谢性疾病管理中的关键问题和常见误区。全书图文并茂，语言通俗易懂、言简意赅，图像生动活泼、幽默风趣，充分体现了健康教育内容的科学性和实用性，方便读者理解及运用。希望本书能为医务人员、患者及其家属提供指导。因编者水平有限，内容不当之处恳请各位读者和专家提出宝贵意见和建议。

袁丽　武仁华

2022 年 9 月

目 录

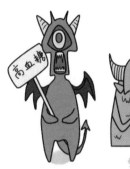
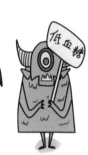

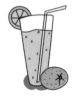

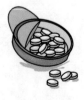

第二章 漫话骨质疏松症

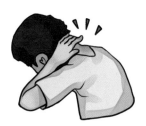

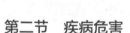

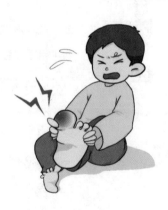

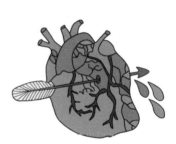

第四章　漫话甲状腺功能亢进症

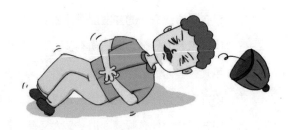

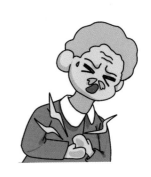

第六章 漫话甲状腺结节

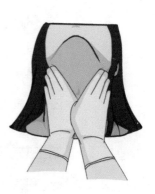

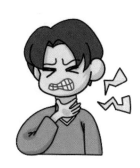

第一章
漫话糖尿病

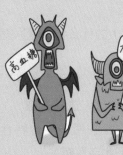

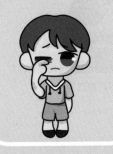

第一节 基础知识

一、糖尿病是如何引起的?

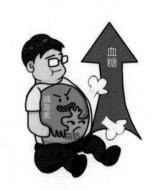

(一) 什么是糖尿病?

糖尿病是一种由多种原因引起的以慢性高血糖为特征的代谢性疾病,是由于胰岛素分泌和/或利用缺陷引起。

(二) 为什么会得糖尿病?

1. 遗传因素 1型或2型糖尿病均存在明显遗传特性,在多因素作用下才会发病。

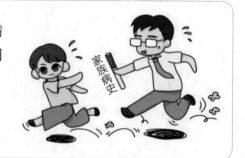

2. 摄入过多高脂肪、高热量食物,体力活动减少和肥胖。

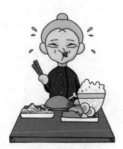

不可暴饮暴食

3. 胰岛素抵抗和/或β细胞功能缺陷。

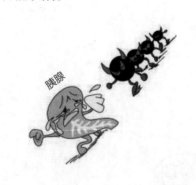

4. 内分泌疾病如肢端肥大症、库欣综合征等；病毒感染和某些药物，如肾上腺糖皮质激素类药会引起血糖升高。

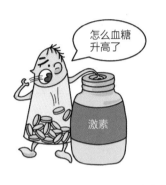

5. 妊娠糖尿病　孕期物质代谢和激素改变，导致糖代谢紊乱，血糖升高。

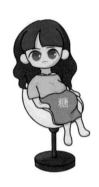

二、糖尿病有哪些分型?

(一)糖尿病分型(表1-1)

表 1-1　糖尿病分型

	临床分型	特征
临床常见	1 型糖尿病	胰岛 β 细胞数量显著减少或消失导致胰岛素分泌显著下降或缺失
	2 型糖尿病	胰岛素调控葡萄糖代谢能力下降(胰岛素抵抗)伴随胰岛 β 细胞功能缺陷(胰岛素分泌减少)
	妊娠期糖尿病	妊娠期间发生的不同程度的糖代谢异常，但血糖未达到显性糖尿病诊断标准
临床不常见	特殊类型糖尿病	病因相对明确的糖尿病

（二）1 型糖尿病和 2 型糖尿病的区别（表 1-2）

表 1-2　1 型糖尿病和 2 型糖尿病的区别

鉴别点	1 型糖尿病	2 型糖尿病
发病年龄	通常小于 30 岁	多大于 40 岁
体重	正常或消瘦	超重或肥胖
症状	"三多一少"明显，以酮症或酮症酸中毒起病	起病缓慢，症状不典型，酮症倾向小
胰岛素 /C 肽	明显降低	早期正常或升高，释放峰值延迟

注："三多一少"：多尿、多饮、多食和体重减轻。

由此可见，消瘦的人、年轻人同样会得糖尿病。

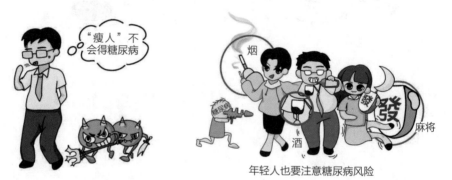

年轻人也要注意糖尿病风险

三、如何诊断糖尿病？

（一）空腹血糖

指在隔夜空腹（至少 8～10 小时未进任何食物，饮水除外）后，早餐前采血检测的血糖值。

（二）餐后 2 小时血糖

指从进食第一口食物后 2 小时，采血检测的血糖值。

（三）随机血糖

指不考虑用餐时间，一天中任意时间的血糖，不能用来诊断空腹血糖异常或糖耐量异常。

（四）如何进行口服葡萄糖耐量试验（oral glucose tolerance test，OGTT）？

1. 试验前三天内，每天进食碳水化合物不少于 150g。

2．试验前停用影响糖代谢的药物，如避孕药、糖皮质激素等 3~7 天。

3．试验前一天正常进食晚餐后，空腹至少 8~10 小时至试验结束，期间不喝茶及咖啡，不可吃任何食物，不吸烟，可饮少量水，不做剧烈运动。

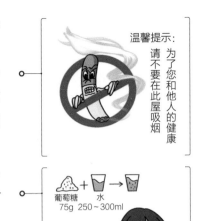

4．试验晨 7：00—9：00 开始，保持空腹，将无水葡萄糖 75g 溶于 250~300ml 温水中，5 分钟内缓慢喝完。

5．从口服第一口葡萄糖水开始计时，于服糖前和服糖后 2 小时或遵医嘱，分别采静脉血检测血糖。

6．过程中感觉恶心等不适时，及时告知医务人员。

7．试验结束，标本及时送检。

8．如为了解已确诊糖尿病者的胰岛功能，采用 100g 面粉做的白面馒头和适量温水，10 分钟内吃完，其余同上进行。

（五）有典型糖尿病症状者（多饮、多尿、多食、不明原因体重下降），诊断标准是什么？

1．空腹静脉血浆血糖 ≥ 7.0mmol/L。

2．随机静脉血浆血糖或 OGTT 中服糖后 2 小时静脉血浆血糖 ≥ 11.1mmol/L。满足任意一点即可诊断。

（六）没有糖尿病典型症状者，如何确诊？

1．如因体检发现血糖升高，若两次 OGTT 均达到上述任一点即可诊断。

2．急性感染、创伤等出现暂时血糖升高，不能依此诊断为糖尿病，需在躯体状态平稳，甚至恢复正常后复查。

四、血糖高就是糖尿病吗？

糖尿病是一个渐进发展的过程，确诊糖尿病前，有一个糖尿病前期，这期间采取干预措施不仅可避免糖尿病的发生，还可大大减少糖尿病的发生风险。

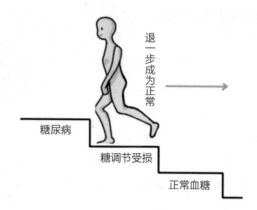

（一）什么是糖尿病前期？

糖尿病前期又称为糖调节受损，可分为空腹血糖受损（impaired fasting glucose，IFG）和糖耐量异常（impaired glucose tolerance，IGT）。

（二）糖代谢状态分类包括哪些？（表1-3）

表1-3　糖代谢状态分类

糖代谢分类		静脉血浆葡萄糖 /（mmol·L⁻¹）	
		空腹血糖	糖负荷后2小时血糖
正常血糖		< 6.1	< 7.8
糖尿病前期	IFG	≥ 6.1，< 7.0	< 7.8
	IGT	< 7.0	≥ 7.8，<11.1
糖尿病		≥ 7.0	≥ 11.1

由此可见，体检血糖高不一定是糖尿病，需要进一步检查。

（李饶　杨小玲）

第二节　疾病危害

一、糖尿病有什么表现？

（一）什么是糖尿病的"三多一少"症状？

多饮、多尿、多食，体重减轻。

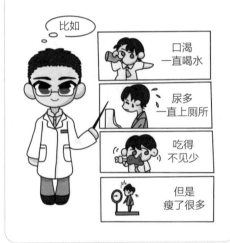

比如

口渴一直喝水

尿多一直上厕所

吃得不见少

但是瘦了很多

（二）糖尿病还会出现什么症状？

除了"三多一少"症状外，可有皮肤瘙痒，尤其外阴瘙痒、四肢酸痛、麻木、腰痛、性欲减退、阳痿不育、月经失调、便秘、视物模糊等。也可无任何症状，仅于体检时发现高血糖。

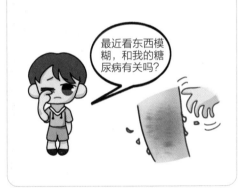

最近看东西模糊，和我的糖尿病有关吗？

二、饥饿、心慌、冒冷汗，怎么回事？

（一）什么是低血糖？

多种原因引起的静脉血浆葡萄糖浓度过低所致的综合征，非糖尿病患者血糖值＜2.8mmol/L，糖尿病患者血糖值＜3.9mmol/L，即可诊断为低血糖。

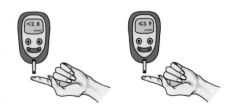

7

（二）低血糖有哪些表现？

1. 交感神经兴奋　可出现发抖、出汗、心慌、饥饿感、焦虑不安等症状。

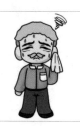

2. 中枢神经受抑制　头昏，甚至出现神志改变、认知障碍、抽搐和昏迷。

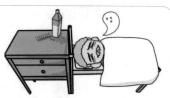

意识丧失、昏迷乃至死亡

3. 特殊情况　老年人发生低血糖时可能出现行为异常或其他非典型症状，甚至无症状，测血糖时才发现。部分患者可出现夜间低血糖。经常发生低血糖者，可表现为无先兆症状的低血糖昏迷。

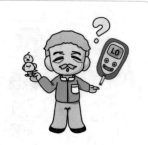

（三）居家情况下，发生低血糖时怎么办？

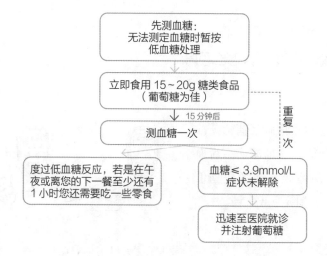

（四）如何选择 15～20g 糖类食品？

1．葡萄糖片是最佳选择，约 6～7 片，可在药店或商场购买。

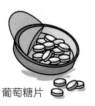

葡萄糖片

2．150～200ml 橙汁。

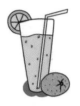

3．一大汤匙蜂蜜。

4．三块方糖。

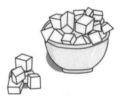

5．其他食物

（1）水果：含果糖较多，果糖升糖指数低，且新鲜水果富含膳食纤维，影响血糖快速升高。

（2）巧克力：含大量脂肪，吸收速度慢。

（3）饼干：含淀粉类的多糖食物，消化吸收更慢一些。

以上食物均不能达到立刻升高血糖，如身边没有其他含糖食品时可选用。

（五）如何预防低血糖？

1. 定时、定量进食，服用降糖药物或注射胰岛素后及时进食。

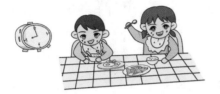

2. 控制酒精摄入量，避免空腹饮酒。

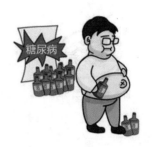

3. 每天运动量固定，不宜过大，如运动量增加应提前增加额外的碳水化合物摄入。

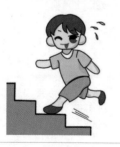

4. 遵医嘱安全用药，不自行增减药物。积极寻找发生低血糖原因，调整用药方案。

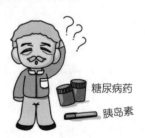

5. 定期监测血糖，及时发现低血糖。

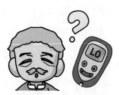

6. 外出时，佩戴低血糖急救卡。

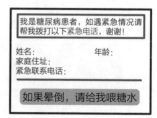

7. 随身备用碳水化合物类食品，发生低血糖，立即食用。

三、呕吐、腹泻后突然昏迷，怎么回事？

（一）糖尿病急性并发症有哪些？

1. 糖尿病酮症酸中毒（diabetic ketoacidosis，DKA） 在各种诱因下导致胰岛素不足和升糖激素不适当升高引起糖、脂肪和蛋白质代谢紊乱的综合征，以高血糖、高血酮和代谢性酸中毒为主要表现。

2. 高血糖高渗状态（hyperosmolar hyperglycemic state，HHS） 是以严重高血糖而无明显酮症酸中毒、血浆渗透压显著升高、脱水和意识障碍为特点的临床综合征。

3. 乳酸性酸中毒 是体内糖无氧酵解的代谢产物乳酸大量堆积，导致高乳酸血症。

（二）糖尿病酮症酸中毒有哪些表现？

1. 早期 出现多尿、烦渴多饮、乏力。

2. 失代偿期 出现食欲减退、恶心、呕吐、腹痛，常伴头痛、烦躁、嗜睡等症状，呼吸深快，呼气有"烂苹果味"（丙酮气味）。

3. 严重者 出现脱水现象，尿量减少、皮肤干燥、眼球下陷、血压下降、四肢厥冷。

4. 晚期 各种反射迟钝甚至消失，最终昏迷。

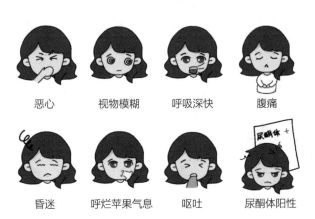

恶心　　　视物模糊　　　呼吸深快　　　腹痛

昏迷　　　呼烂苹果气息　　　呕吐　　　尿酮体阳性

（三）高血糖高渗状态有哪些表现？

1. 口渴、多尿、乏力，症状进行性加重。

2. 脱水症状。

3. 表情淡漠、嗜睡，出现定向力障碍、幻觉、上肢拍击样粗震颤、偏瘫、失语、昏迷等。

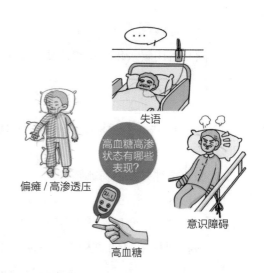

失语

偏瘫/高渗透压

高血糖高渗状态有哪些表现？

意识障碍

高血糖

（四）乳酸性酸中毒有哪些表现？

疲乏无力、恶心、畏食或呕吐、深大呼吸、嗜睡等。

乳酸性酸中毒的表现

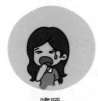

嗜睡　　　　　恶心呕吐　　　　　深大呼吸　　　　　疲乏无力

（五）急性并发症有哪些诱因？

1. DKA 诱因　1 型糖尿病有自发 DKA 的倾向，2 型糖尿病在某些诱因下亦可发生，最常见的诱因是感染。

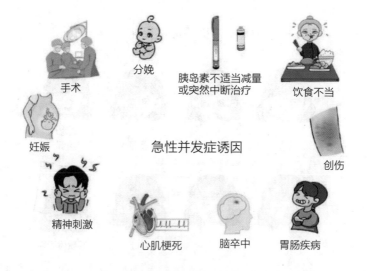

手术　　分娩　　胰岛素不适当减量或突然中断治疗　　饮食不当

妊娠　　　　急性并发症诱因　　　　创伤

精神刺激

心肌梗死　　脑卒中　　胃肠疾病

2．HHS 常见诱因

（1）感染和应激因素：如手术、外伤、脑血管意外等。

（2）药物因素：如糖皮质激素、苯妥英钠、普萘洛尔等。

（3）糖摄入过多：如静脉高营养、大量输入葡萄糖等。

（4）疾病因素：如甲亢、肢端肥大症、皮质醇增多症等。

（5）引起失水、脱水的因素：限制饮水，呕吐、腹泻，大面积烧伤等。

（6）肾功能不全：急、慢性肾衰竭，糖尿病肾病等。

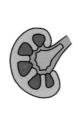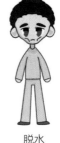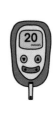

糖尿病肾病　　　脱水　　　高血糖

3．乳酸性酸中毒诱因

（1）服用苯乙双胍。

（2）肝、肾功能不全。

（3）缺氧性疾病：如慢性心肺功能不全。

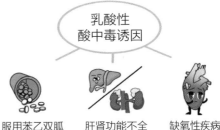

服用苯乙双胍　　肝肾功能不全　　缺氧性疾病

（六）如何治疗高血糖危象？

1．尽快补液　首选静脉补液，根据脱水程度、血压、电解质、尿量等决定补液量、速度。能进食者可大量饮水补液。

2．胰岛素治疗　注意监测血糖，根据血糖调整胰岛素的用法、用量。

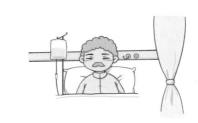

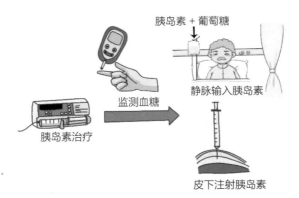

胰岛素 + 葡萄糖

胰岛素治疗　　监测血糖　　静脉输入胰岛素

皮下注射胰岛素

3. 纠正电解质紊乱　补钾治疗，尿量≥40ml/h 应开始补钾。

4. 纠正酸中毒　血气分析 pH ≤ 6.9 考虑适当补碱治疗，每 2 小时测定 1 次 pH，直至 pH 维持在 7.0 以上。

5. 去除诱因和治疗并发症，如休克、感染、心力衰竭和心律失常、脑水肿和肾衰竭等，预防低血糖。

（七）如何预防高血糖危象？

1. 提高对高血糖危象的认识，一旦怀疑患病应尽早就诊。

2. 遵医嘱用药，1 型糖尿病患者坚持合理使用胰岛素，不随意减量、中断治疗。

3. 严格控制饮食，多饮水，按时复诊，定期监测血糖，预防感冒。

四、糖尿病容易合并高血压、脑卒中吗？

糖尿病是心、脑血管疾病的独立危险因素，可发生于高血压、脑卒中之前或之后，也可引起或加重高血压、脑卒中。而脑卒中是我国成人糖尿病最常见的临床结局，也是致残致死的主要原因。因此预防心脑血管疾病十分重要。

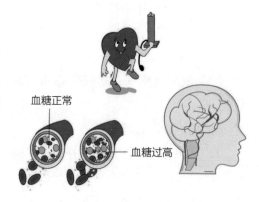

血糖正常

血糖过高

（一）如何筛查心脑血管疾病？

1. 筛查频率　糖尿病确诊时及以后，至少应每年评估心血管病变的风险因素。

2. 筛查内容

（1）年龄。

（2）心血管病现病史及既往史。

（3）心血管风险因素：吸烟、高血压、血脂紊乱、肥胖特别是腹型肥胖、早发心血管疾病的家族史。

（4）肾脏损害：尿白蛋白排泄率

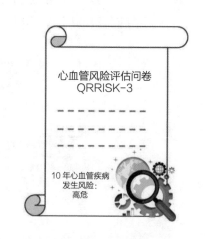

心血管风险评估问卷
QRRISK-3

10 年心血管疾病
发生风险：
高危

增高等。

（5）心房颤动。

（二）如何控制心脑血管病变的风险因素？

在生活方式干预下，除积极控制血糖外还需做到：

1．降压治疗　血压控制目标＜ 130/80mmHg（1mmHg=0.133kP）。

2．调脂治疗　至少每年检查 1 次血脂，服用调脂药物者可增加检测次数。

3．抗血小板治疗　若服用阿司匹林，饭后服用，大便变黑或出现血便时立即就医。

控制高血脂　　管理高血糖　　治疗高血压　　适当运动　　健康饮食　　戒烟

五、糖尿病会造成截肢吗？

（一）什么是糖尿病足？

糖尿病足是糖尿病患者踝关节以远的皮肤及其深层组织破坏，常合并感染和 / 或下肢不同程度的动脉闭塞症，严重者伤及肌肉和骨组织，是糖尿病患者致残、致死的主要原因之一。

（二）糖尿病足有哪些表现？（表 1-4）

表 1-4　不同病因导致的症状

临床表现	神经病变	血管病变
皮肤颜色	正常	苍白、色素沉着
皮肤温度	正常	凉、怕冷
足背 / 踝动脉搏动	正常	减弱或消失
感觉	迟钝或缺失、感觉异常	疼痛
胼胝、鸡眼	有	无
间歇性跛行	无	有
静息痛	无	有

续表

临床表现	神经病变	血管病变
血管彩超	改变不明显	串珠样改变
肌肉	趾间肌肉萎缩明显	萎缩无力
骨关节	鹰爪足、锤状趾、舟状足	无明显改变
溃疡	好发足底压力增高处	局限性坏疽

（三）哪些是发生糖尿病足的高危因素？

1. 糖尿病周围神经病变　自主神经病变导致汗液分泌减少，足部皮肤干燥、皲裂；感觉神经病变导致足部感觉异常或保护性感觉消失；运动神经病变导致足畸形，改变足底受力部位。

2. 糖尿病周围血管病变　周围动脉硬化、钙化、狭窄，微血管病变和循环障碍，导致下肢肢体缺血缺氧。

3. 溃疡史、截肢史　既往有溃疡史者再次发生溃疡的危险是无溃疡史者的 13 倍，一半以上有截肢史者在 5 年内进行第二次截肢。

4. 足底压力增高　Charcot 神经关节病、畸形足、胼胝、鸡眼以及不合适的鞋袜均可导致足部皮肤压力增高，长时间受压、磨损，导致局部组织缺血和炎症。

5. 下肢静脉功能不全　静脉血回流受阻，毛细血管渗透压升高，导致下肢肿胀，发生静脉性溃疡和感染概率增加。

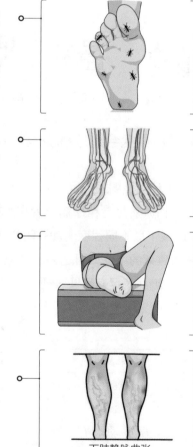

下肢静脉曲张

（四）小小的溃疡如何导致截肢？

小水疱或皮肤破溃就像是引爆糖尿病足的"导火索"，感染是关键因素。患足伤口如未能被及时发现和得到处理，感染迅速扩散，伤口不断恶化，最终患足可能因为感染、缺血、坏死而被截肢。

（五）得了糖尿病足该如何治疗？

1. 抗氧化应激、改善微循环、改善代谢紊乱、营养神经及神经修复。

2. 改善血液循环　抗血小板及抗凝治疗、扩血管药物治疗，严重肢体缺血而内科治疗无效者应行血管介入或外科旁路手术进行血管创建治疗。

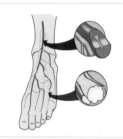

3. 治疗下肢静脉功能不全　穿弹力袜、弹力绷带加压治疗、间歇性气压泵治疗、药物改善静脉功能，严重者行外科手术治疗。

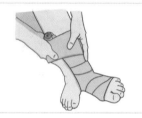

4. 抗感染治疗　根据创面细菌培养结果，选择合适的抗生素控制感染。

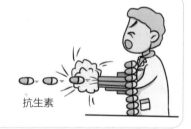

抗生素

5. 糖尿病足溃疡处理　清创引流、负压吸引治疗、高压氧治疗、自体富血小板凝胶治疗、干细胞治疗、生物组织工程皮替代物的应用等。

（六）如何预防糖尿病足？

1. 控制血糖。

2. 控制心血管疾病高危因素　降压、调脂，在没有禁忌证的情况下口服阿司匹林，以预防糖尿病心血管疾病的发生。

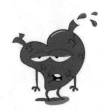

3. 保持良好的生活习惯　戒烟限酒，适度规律的运动，保持良好心态。

保持愉悦的心情

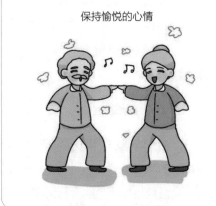

4. 每天检查双足与鞋袜　穿合适且具有保护足作用的鞋，包括有足够的长度、宽度和深度；袜子以干燥透气、浅色的棉袜为宜。

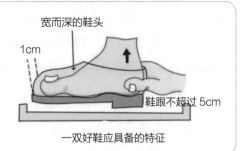

宽而深的鞋头

1cm

鞋跟不超过 5cm

一双好鞋应具备的特征

5. 正确处理胼胝与嵌甲　必须由接受过糖尿病足专业培训的医护人员处理，不宜去公共浴室或修脚处进行处理。胼胝形成后立即修剪，约 2~3 周修剪一次，以不出血为原则，防止因皮肤受损引起伤口感染，修剪后建议使用减压鞋或鞋垫。

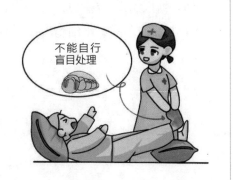

不能自行盲目处理

6. 及早发现并处理足与关节畸形　早诊断，及时制动及患肢减负治疗，选择合适的鞋具，联合可拆卸的矫形器辅助治疗，严重者需行外科手术矫形治疗。

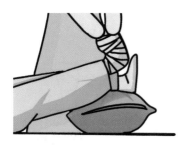

7. 减压鞋和减压装置的使用　不可拆卸的减压装置和减压鞋对于糖尿病足底溃疡的预防和治疗有明显效果，建议根据实际情况选择合适的减压装置预防足溃疡的发生。

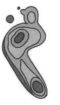

足底压力过大

8. 慢性静脉功能不全的处理　学会识别下肢静脉曲张的体征，如：静脉隆起、静脉迂曲、下肢肿胀等，根据静脉曲张的严重程度，选择治疗方式。

9. 足部真菌感染的处理　足癣较轻者可局部使用抗真菌药物，混合细菌和真菌感染者建议使用特比萘芬。

10. 监测皮温　加强皮温监测，有助于发现隐匿的糖尿病足、神经病变、血管病变及是否存在感染，做到早诊断、早治疗。

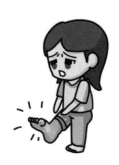

11．加强足部皮肤日常护理。

（1）正确洗脚：水温不超过 37℃，使用中性肥皂洗脚，洗脚时间不宜超过 5 分钟，洗完用浅色毛巾擦拭，检查足部有无出血和渗液。保持足趾间干爽。

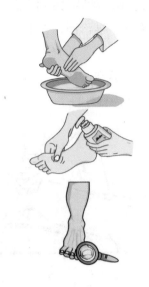

（2）保持足部皮肤健康：使用皮肤护理膏或霜，注意不要涂抹在溃疡伤口处。足底皮肤有皲裂的可以使用皲裂霜和按摩足部。

（3）正确修剪趾甲：水平修剪，边缘挫光滑，避免边缘修剪过深，损伤甲床或足趾皮肤。

（4）选择舒适的鞋袜：舒适的鞋应具有足够的空间，良好的透气性、厚底而鞋内柔软、足底压力分布合理；合适的袜子应选择浅色、吸汗棉袜，袜口不宜过紧，并每天更换。

（5）避免足部皮肤意外损伤：任何时候不赤脚走路；不使用热水袋或足部电热器；注意保暖，防止冻伤；穿鞋前后检查鞋内是否有异物；避免长时间行走。

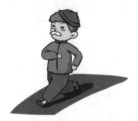

穿鞋前　穿鞋后
检查是否有异物

（6）选择合适的运动：根据年龄、病情、足部皮肤等因素，选择合适的运动方式，避免盲目运动导致足部损伤。

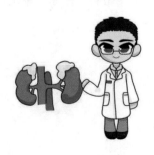

六、糖尿病患者为什么小便有泡沫？

（一）什么是糖尿病肾病？

糖尿病肾病是糖尿病所致的慢性肾脏疾病，我国约 20%～40% 的糖尿病患者合并有糖尿病肾病。

（二）糖尿病肾病有哪些表现？

1. 早期表现为间断微量蛋白尿。

2. 病情进展出现持续性蛋白尿、血压升高、水肿、肾功能恶化，表现为腰酸、乏力、贫血、少尿、恶心、呕吐等。

3. 晚期出现肾衰竭。

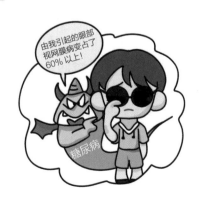

（三）危险因素有哪些？

年龄、病程、高血压、肥胖（尤其腹型肥胖）、血脂异常、高尿酸、环境污染等。

（四）糖尿病肾病为什么会出现泡沫尿？

肾小球滤过率增加，间断或持续出现蛋白尿，尿液中的蛋白、有机物质增多，可使尿液表面张力增高，因此容易出现泡沫尿。

（五）如何治疗糖尿病肾病？

改变不良生活方式，加强营养管理，控制血糖血压，纠正血脂异常，必要时行透析治疗或肾移植。

（六）如何预防糖尿病肾病？

1. 1型糖尿病确诊后五年和2型糖尿病确诊后每年至少一次肾脏病变筛查。

2. 规律的糖尿病饮食和运动，合理控制血糖、血压、血脂。

3. 戒烟。

4. 保持正常体重。

5. 养成良好的生活习惯，增加身体免疫力，避免尿路感染。

七、糖尿病患者眼睛看不清，怎么回事？

（一）什么是糖尿病视网膜病变？

视网膜病变是糖尿病最常见的微血管并发症之一，早期表现为微血管瘤、视网膜出血斑、软性或硬性视网膜渗出、视力不同程度下降。随着病情发展，出现增殖性病变，如新生血管、纤维性增殖、视网膜脱落，可使视力完全丧失。

21

（二）糖尿病视网膜病变有哪些表现？

视物模糊、复视、视物变形或阅读困难。视野中有飞蚊症或斑点。视力部分或全部丧失，或视野有阴影、遮挡。眼球疼痛、压迫感或持续发红。

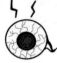

眼球压迫感　　眼球疼痛　　眼球持续发红

（三）哪些人群需警惕发生糖尿病视网膜病变？

妊娠、持续高血糖、高血压、吸烟等，眼部疾病未能及时诊断及治疗者。

（四）如何治疗糖尿病视网膜病变？

发现越早越容易治疗，更有可能保存视力，主要治疗手段包括：激光治疗、手术切除玻璃体、注射抗血管内皮生长因子或抗炎药物等。

（五）如何预防糖尿病视网膜病变？

1. 控制血糖　通过饮食、运动、药物、规律监测血糖，将血糖控制在目标范围。

2. 控制血压　可降低糖尿病多种并发症的风险。

3. 眼科检查　每年进行，早发现、早治疗，避免视力下降。

4. 戒烟　吸烟会加重糖尿病并发症，包括小血管病变。

5. 运动　在医护人员指导下进行适量运动。但避免眼睛接触性活动，避免因冲击或增压引起的眼睛出血。

八、糖尿病患者手脚麻木，怎么回事？

（一）什么是糖尿病周围神经病变？

糖尿病周围神经病变是周围神经功能障碍，包括脊神经、脑神经及自主神经病变，其中以远端对称性多发性神经病变最具代表性。

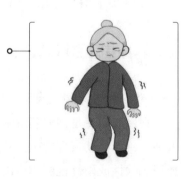

（二）糖尿病周围神经病变有哪些表现？

1. 远端对称性多发性神经病变　双侧肢体麻木、疼痛、感觉异常等。

2. 近端运动神经病变　多表现为一侧下肢近端严重疼痛，可与双侧远端运动神经同时受累，伴有肌无力、肌萎缩等。

3. 非对称性的多发局灶性神经病变　可出现手脚麻木，疼痛等。

4. 自主神经病变　可出现体温调节，泌汗异常及神经内分泌障碍。

5. 多发神经根病变　单侧下肢近端麻木、疼痛等症状。

6. 局灶性单神经病变　上眼睑下垂，面瘫，眼球固定，面部疼痛及听力下降。

（三）如何治疗糖尿病周围神经病变？

1. 针对病因治疗　控制血糖，神经修复，神经营养因子等。

2. 针对发病机制治疗　抗氧化应激，改善微循环，改善代谢紊乱等。

3. 疼痛管理　抗惊厥药物，抗抑郁药物，阿片类药物等。

（四）如何预防糖尿病周围神经病变？

1. 纠正代谢紊乱　血糖、血压、血脂管理等是预防的重要措施，尤其是血糖控制，至关重要。

2. 定期进行糖尿病周围神经病变筛查及评估，重视足部护理，降低足部溃疡的发生风险。

九、糖尿病患者容易发生各种感染吗？

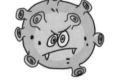

糖尿病致机体免疫力下降，比普通人更容易感染。感染后，病毒可通过受体破坏胰岛素，加重糖尿病病情发展。

如何预防感染？

1. 控制血糖。

2. 避免因糖尿病的急慢性并发症而入院治疗。

3. 注意个人防护，出门戴口罩，勤洗手，避免到人多聚集的地方。

十、睡觉打鼾，怎么回事？

（一）什么是阻塞性睡眠呼吸暂停低通气综合征？

2 型糖尿病常合并阻塞性睡眠呼吸暂停低通气综合征（obstructive sleep apnea hypopnea syndrome，OSAHS），尤其是肥胖人群。OSAHS 是指在睡眠中因上气道阻塞而反复出现呼吸暂停，其特征表现为口鼻腔气流停止而胸腹呼吸尚存，是一种累及多系统并造成多器官损害的睡眠呼吸疾病。

（二）OSAHS 有哪些表现？

1. 白天嗜睡、头晕乏力、注意力不集中、记忆力和判断力下降、头痛、烦躁、易激动、焦虑等。

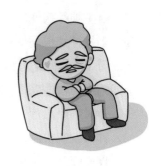

2. 夜间打鼾、呼吸暂停、憋醒、多汗、夜尿增多，睡觉时惊叫、说梦话、梦游等。

（三）打鼾该做什么检查呢？

1. 多导睡眠图仪监测　目前诊断 OSAHS 的"金标准"。

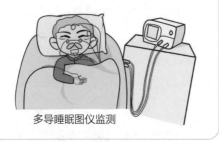

多导睡眠图仪监测

2. 睡眠呼吸初筛。

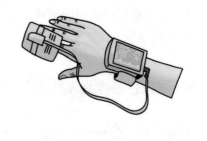

（四）如何治疗？

1. 生活方式干预　减重，戒烟酒和辛辣刺激食物，避免过度劳累，夜间睡眠改变体位或减少仰卧位睡眠时间。

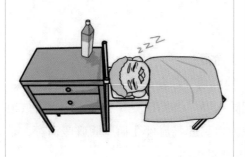

2. 控制血糖。

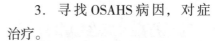

3. 寻找 OSAHS 病因，对症治疗。

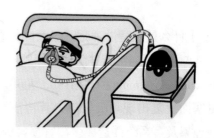

十一、糖尿病会引起皮肤病变吗？

（一）糖尿病为什么会引起皮肤病变？

因糖代谢紊乱、自身免疫性疾病、感染、降糖药物等因素使皮肤组织受到损伤。

（二）常见皮肤病变有哪些？

1. 胫前色素斑　多见于胫骨前方，也可见于前臂、股下部前方、脚部。

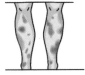 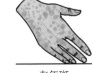

胫前色素斑　　　老年斑

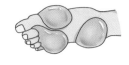

2. 糖尿病性水疱　好发于手足背和四肢，常突然发生，可自毫米到数厘米直径大小，疱液清亮，边缘清楚，疱周围皮肤正常，无明显自觉症状，易破溃。

3. 皮肤感染性疾病　是糖尿病最常见的皮肤表现，包括真菌感染、细菌引起的化脓性感染（疖、痈、毛囊炎等）、带状疱疹等。

（三）糖尿病皮肤病变该如何治疗？

1. 一旦出现以上皮肤问题，要积极就医。

2. 糖尿病性水疱勿自行戳破，由医护人员根据水疱大小进行换药处理。

十二、糖尿病患者容易出现哪些心理问题？

（一）常见心理问题有哪些？

1. 否定怀疑　"我不可能得糖尿病，肯定是医生弄错了"。

2. 愤怒拒绝　"我不治疗"。

3. 恐惧紧张　"得了糖尿病，我会死吗"。

4. 焦虑抑郁　"得了糖尿病后，工作生活怎么办"。

5. 轻视麻痹　"我没症状，不用管"。

6. 内疚混乱　"糖尿病要长期吃药，药费要占很大一笔家庭支出，怎么办"。

7. 厌世抗拒　"这种病无药可医，早晚都是死"，自暴自弃，严重者自杀。

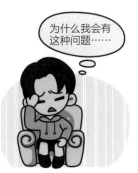

为什么我会有这种问题……

（二）如何调节情绪和心理？

1. 心理评估 始终贯穿糖尿病的治疗。有抑郁、焦虑史者，在病情变化（如出现并发症）或存在其他心理社会因素时，特别注意情绪评估。

2. 心理治疗

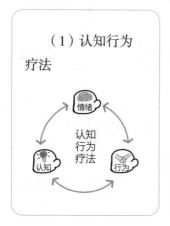

（1）认知行为疗法

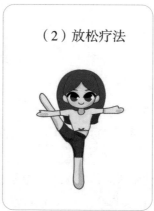

（2）放松疗法

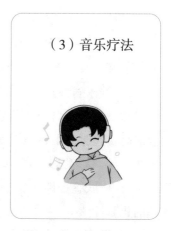

（3）音乐疗法

（林双 杨小玲 李饶）

第三节 预防治疗

一、糖尿病前期该如何干预？

（一）糖尿病三级预防是什么？

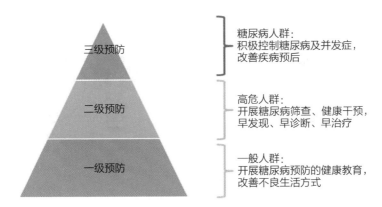

糖尿病人群：
积极控制糖尿病及并发症，改善疾病预后

高危人群：
开展糖尿病筛查、健康干预，早发现、早诊断、早治疗

一般人群：
开展糖尿病预防的健康教育，改善不良生活方式

三级预防

二级预防

一级预防

（二）哪些是糖尿病高危人群？

　　1. 成年人（＞18岁）中糖尿病高危人群有哪些？

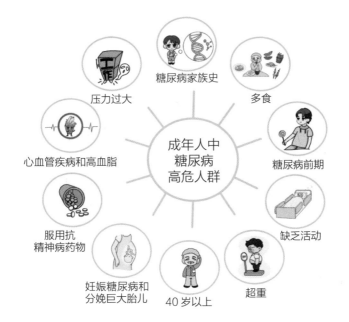

压力过大

糖尿病家族史

多食

心血管疾病和高血脂

成年人中糖尿病高危人群

糖尿病前期

服用抗精神病药物

妊娠糖尿病和分娩巨大胎儿

40岁以上

超重

缺乏活动

2. 儿童青少年（≤ 18 岁）中糖尿病高危人群有哪些?

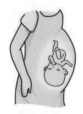

母亲有妊娠糖尿病

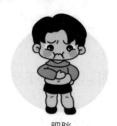

肥胖

儿童青少年
糖尿病高危因素

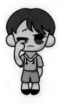

有胰岛素
抵抗性病症

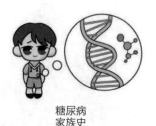

糖尿病
家族史

（三）如何筛查糖尿病?

1. 筛查频率是多少?

（1）成年人高危人群：及早开始糖尿病筛查。

（2）儿童青少年高危人群：从 10 岁开始筛查，但青春期提前的个体则推荐从青春期开始。

（3）首次筛查结果正常者每 3 年至少重复筛查一次。

2. 筛查方法是什么?

（1）筛查空腹血糖或任意点血糖。如果空腹血糖 ≥ 6.1mmol/L 或任意点血糖 ≥ 7.8mmol/L 时，建议行口服葡萄糖耐量试验（oral glucose tolerance test，OGTT）。

（2）采用中国糖尿病风险评分表，对 20 ~ 74 岁普通人群进行糖尿病风险评估。评分值的范围为 0 ~ 51 分，总分 ≥ 25 分者进行 OGTT（表 1-5）。

表 1-5　中国糖尿病风险评分表

评分指标	分值	评分指标	分值	评分指标	分值
年龄 / 岁		收缩压 /mmHg		腰围 /cm	
20 ~ 24	0	< 110	0	男性 < 75.0, 女性 < 70.0	0
25 ~ 34	4	110 ~ 119	1	男性 75.0 ~ 79.9, 女性 70.0 ~ 74.9	3
35 ~ 39	8	120 ~ 129	3	男性 80.0 ~ 84.9, 女性 75.0 ~ 79.9	5
40 ~ 44	11	130 ~ 139	6	男性 85.0 ~ 89.9, 女性 80.0 ~ 84.9	7
45 ~ 49	12	140 ~ 149	7	男性 90.0 ~ 94.9, 女性 85.0 ~ 89.9	8
50 ~ 54	13	150 ~ 159	8	男性 ≥ 95.0, 女性 ≥ 90.0	10
55 ~ 59	15	≥ 160	10		
60 ~ 64	16				
65 ~ 74	18				
体重指数 / （kg·m⁻²）		糖尿病家族史 （父母、同胞、子女）		性别	
< 22.0	0	无	0	女	0
22.0 ~ 23.9	1	有	6	男	2
24.0 ~ 29.9	3				
≥ 30.0	5				

（四）如何降低糖尿病的发生风险？

心态平和

戒烟戒酒

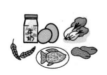

合理饮食

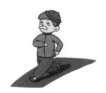

适当锻炼

二、不同时段血糖值的意义有什么不同?

各时间点血糖监测的适用范围:

餐前

是主要监测点
血糖控制不佳
或有低血糖风险时
均应常规监测

睡前血糖

晚餐前应用预混胰岛素时
需要评估凌晨和空腹低血糖的风险时

必要时

出现低血糖症状
任何突发身体不适
剧烈运动前后
饮食显著变化时

餐后 2 小时

空腹血糖已控制
但 HbA1c 尚未达标
或需要了解饮食和运动对血糖的影响

凌晨

血糖接近控制目标
空腹血糖仍高
疑有凌晨低血糖

三、自我血糖监测需要注意什么?

(一)操作前

1. 准备采血针、血糖仪和血糖试纸、酒精、棉签,严格按照血糖仪操作说明书要求进行操作,操作温度适宜。

准备用物

采血针　　　血糖仪　　　血糖试纸　　　酒精　　　棉签

2. 清洁采血部位，可用肥皂水和温水清洗采血部位，再用干净纸巾或棉签擦干。

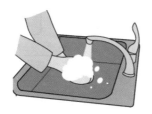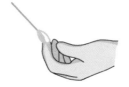

清洁采血部位，用纸巾或棉签擦干

3. 将采血部位手臂自然下垂，75%酒精消毒待干后使用适当采血器穿刺，采血获得足够血量。

注意：
酒精待干再穿刺
禁挤压采血部位

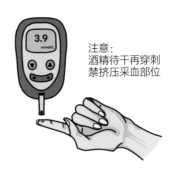

（二）操作中

1. 一次性吸取足量的血样量。

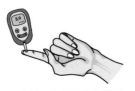

一次性吸取足量的血样量

2. 棉签擦掉第一滴血样，取第二滴血样进行测试。

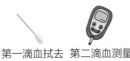

第一滴血拭去　第二滴血测量

3. 测试过程中不能按压或移动血糖试纸、血糖仪等。

测试中请勿移动或按压血糖仪和试纸

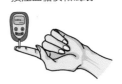

（三）操作后

1. 记录血糖结果，包括日期、时间、血糖值、测试点（空腹、餐后和随机等）。

2. 如果怀疑测试结果，建议重新检测一次。

3. 仍有疑问，应咨询设备专业人员。

4. 正确处理用物。

5. 将血糖测试用品（血糖仪、血糖试纸、采血针等）存放在干燥清洁处。

日期 _____
时间 _____
血糖值 _____

空腹 餐后 随机 ✓

测试完毕后，记得取出一次性血糖试纸、棉签放置于医疗垃圾桶。而一次性采血针集中放在一个罐子或瓶子中，集中回收处理。

四、如何选择、维护血糖仪？

（一）血糖仪的选择

1. 测定结果准确。

2. 测定值范围宽。

3. 符合测试温度。

4. 操作简便。

5. 消耗品易得。

6. 价格合理。

7. 良好的售后技术服务。

8. 测定结果应在检验科自动生化仪测定结果 ±15% 范围内。

9. 同一单位应选择同一类型的血糖仪，以避免不同血糖仪可能带来的偏差。

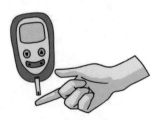

血糖仪的选择

（二）血糖仪的维护和保管

1. 应严格按照血糖仪说明书进行血糖仪和试纸的维护和保存。

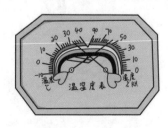

2. 避免血液、消毒液等污染血糖仪测试区。可选用软布蘸清水擦拭清洁血糖仪，如有血液污染，可使用 2 000mg/L 含氯消毒液或 75% 酒精擦拭，待干后，再次使用。

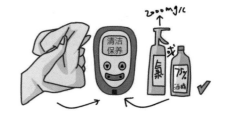

3. 血糖仪校准

（1）医疗机构血糖仪校准：

1）质控液校准：每个检测日至少做 1 次。特殊的校准时机：新血糖仪使用前；更换新批号试纸时；血糖仪断电后；血糖仪摔跌后；当测试结果与身体状况不符时；怀疑仪器与试纸有问题时。

开启新质控液时
请注明开启日期

每次使用质控液前
将第一滴质控液挤掉

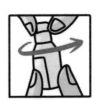

用完时确认
质控液瓶盖锁紧

质控液注意事项

2）实验室生化校准：每年至少 1 次。

（2）家用血糖仪校准：根据仪器说明书校准。

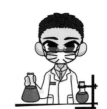

五、血糖监测新技术有哪些？

（一）瞬感血糖仪、手机血糖仪、蓝牙电子血糖仪等监测

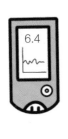

瞬感血糖仪

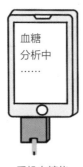

手机血糖仪

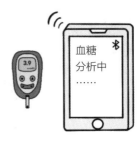

蓝牙电子血糖仪

（二）动态血糖监测（CGM）

一个血糖探头可连续监测 3～14 天血糖，提供连续、全面、可靠的全天血糖信息，了解血糖波动的趋势，发现不易被传统监测方法所检测到的高血糖和低血糖。分为回顾式、实时 CGM 两种。

1. 回顾式 CGM　主要优势在于能发现不易被传统方法所探测的隐匿性高血糖和低血糖，尤其是餐后高血糖和夜间无症状性低血糖。

2. 实时 CGM　在提供即时血糖信息的同时可提供高、低血糖报警和预警功能。

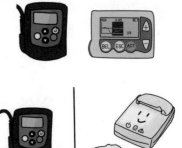

回顾式动态
血糖监测系统　微型动态葡萄糖监测系统

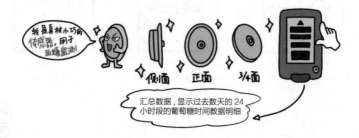

汇总数据，显示过去数天的 24 小时段的葡萄糖时间数据明细

六、如何正确服用各类降糖药？

（一）降糖药作用机制

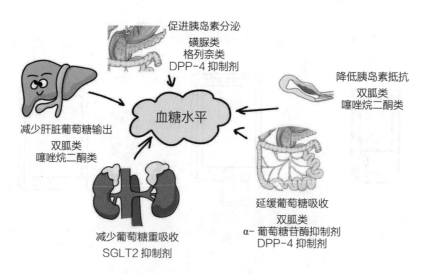

促进胰岛素分泌
磺脲类
格列奈类
DPP-4 抑制剂

降低胰岛素抵抗
双胍类
噻唑烷二酮类

减少肝脏葡萄糖输出
双胍类
噻唑烷二酮类

血糖水平

延缓葡萄糖吸收
双胍类
α- 葡萄糖苷酶抑制剂
DPP-4 抑制剂

减少葡萄糖重吸收
SGLT2 抑制剂

（二）降糖药分类及代表药

1．双胍类药物　代表药：二甲双胍（盐酸二甲双胍片、盐酸二甲双胍缓释片）。餐后即服或餐中服用，如无消化道症状可餐前服用。

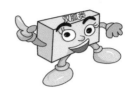

2．磺脲类药物　代表药：格列本脲、格列美脲、格列齐特、格列吡嗪和格列喹酮。餐前口服。

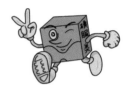

3．噻唑烷二酮类　代表药：罗格列酮和吡格列酮。应在空腹或进餐时服用。

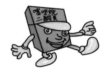

4．格列奈类药物　代表药：瑞格列奈、那格列奈和米格列奈。遵循餐前即刻服用，不进食不服药。

5．α-糖苷酶抑制剂　代表药：阿卡波糖、伏格列波糖、米格列醇。服药时需和前几口碳水化合物类食物同时嚼服。

6．二肽基肽酶-4（dipeptidyl peptidase Ⅳ，DPP-4）抑制剂　代表药：西格列汀、沙格列汀、维格列汀、利格列汀和阿格列汀。一般餐前、餐后均宜口服。

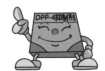

7. 钠 – 葡萄糖协同转运蛋白 2（sodium-glucose cotransporter 2，SGLT2）抑制剂　代表药：达格列净、恩格列净和卡格列净。一般晨起服用，不受进食限制。

七、口服降糖药有哪些不良反应？

（一）双胍类药物

1. 胃肠道反应　是最常见不良反应，表现为食欲减退、腹痛、腹泻、口中金属味等。一般餐中或餐后服药，服药从小剂量开始，逐渐加量可减少不良反应。

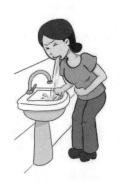

2. 肝肾功能损害　服药期间定时监测肝肾功能情况。

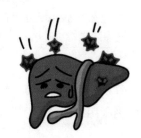

3. 乳酸性酸中毒　老年糖尿病、肾功能不全、肝功能不全、严重感染、缺氧和接受大手术等人群禁用双胍类。服用双胍类药物期间避免饮酒。

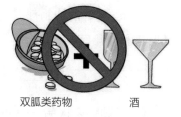

双胍类药物　　　　　酒

4. 加重酮症酸中毒　有酮症酸中毒或酮症酸中毒倾向的糖尿病患者不宜使用。

5．服药期间注意事项

（1）造影前后 48 小时内停用双胍类，造影 48 小时后，肾功能正常者可继续口服。

（2）长期服用二甲双胍应注意维生素 B_{12} 缺乏的可能性，需定期复查血象。

（二）磺脲类药物

1．低血糖　最常见不良反应，服药期间需严密监测血糖变化。

2．体重增加　服药期间也需进食糖尿病饮食，并进行运动治疗。

3．消化道反应、皮肤过敏反应、骨髓抑制、神经系统反应、肝酶升高均较少见。

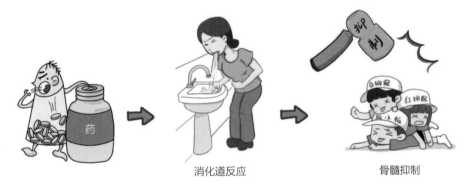

消化道反应　　　　　　　　骨髓抑制

4．同服其他药物时要注意协同作用（磺胺类、水杨酸制剂、利血平等）和拮抗作用（噻嗪类利尿剂、糖皮质激素、口服避孕药等）。

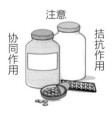

（三）噻唑烷二酮类药物

1．体重增加和水肿　最常见不良反应，和胰岛素联用时不良反应较为明显。服药期间严密监测体重和水肿情况，注意和糖尿病饮食及运动相结合。

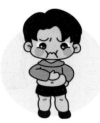

2. 肝酶升高　服药前常规检查肝功，服药期间定期监测肝功。

3. 心力衰竭（纽约心脏学会心功能分级Ⅱ级以上）、活动性肝病或转氨酶升高超过正常上限2.5倍、严重骨质疏松症和有骨折病史应禁用本类药物。

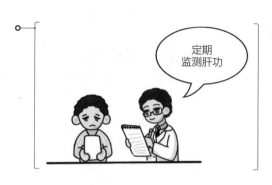

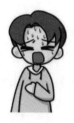  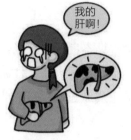 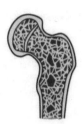

心力衰竭　　　　　　　　　　活动性肝病　　　　　骨质疏松

（四）格列奈类药物

1. 低血糖　风险和程度较磺脲类轻，服药期间注意监测血糖。

2. 体重增加　注意和糖尿病饮食及运动结合，定期监测体重。

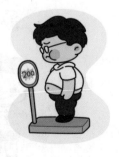

3. 胃肠道反应　腹痛、腹泻、恶心、呕吐和便秘，严密观察病情，对症处理。

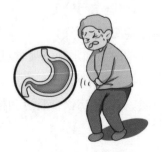

4. 过敏反应　皮肤瘙痒、发红、荨麻疹，据病情对症处理。

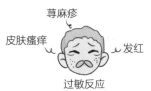

5. 注意药物协同作用和拮抗作用，联合用药注意严密监测血糖。禁忌与酮康唑、伊曲康唑、氟康唑、红霉素、米比法地尔、利福平、苯妥英钠等合用。

（五）α-糖苷酶抑制剂类药物

1. 胃肠道反应　较为常见，表现为肠鸣音增加和肠胀气，肛门排气次数增多，偶有腹泻，较为少见腹痛。从小剂量开始，逐渐加量可减少不良反应。

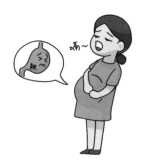

2. 过敏反应　偶见红斑、皮疹和荨麻疹，需观察和抗过敏等对症处理。

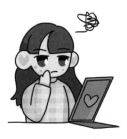

3. 服药期间出现低血糖，需使用葡萄糖或蜂蜜纠正血糖，使用蔗糖或淀粉类食物纠正低血糖效果较差。

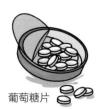

葡萄糖片

（六）DPP-4 抑制剂类药物

1. 中度或轻度增加体重，服药期间注意监测体重。

2. 沙格列汀最常见副作用有：上呼吸道感染、尿路感染和头痛，服药期间需严密观察，对症处理。

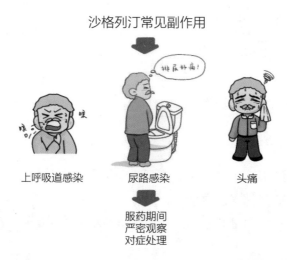

沙格列汀常见副作用

上呼吸道感染　　尿路感染　　头痛

服药期间
严密观察
对症处理

（七）SGLT2 抑制剂类药物

生殖泌尿道感染是常见不良反应，严密观察不良症状，遵医嘱对症处理。联合胰岛素或磺脲类药物时，需严密监测血糖，谨防低血糖发生。

八、注射胰岛素会上瘾吗?

（一）什么是胰岛素?

胰岛素是由胰腺内的胰岛 β 细胞分泌的一种蛋白质激素，是体内唯一降低血糖的激素。当自身无法合成或利用足够的胰岛素降糖时，就需补充外源性胰岛素。

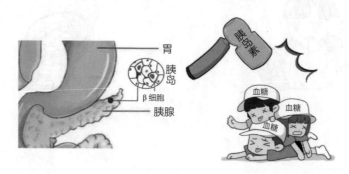

（二）胰岛素有依赖性吗?

胰岛素是正常的人体激素，没有"精神活性"，不会产生精神、躯体依赖和药物依赖，是人体必需的物质。没有胰岛素人体就不能正常调节血糖，从而危害健康。因此，即使长期注射也是病情需要，不是成瘾。

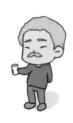 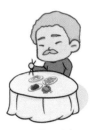 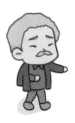 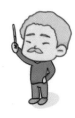

渴了就要喝水　　　饿了就要吃饭　　　冷了就要加衣服　　身体缺乏胰岛素
　　　　　　　　　　　　　　　　　　　　　　　　　　　　就要补充胰岛素

九、胰岛素的种类有哪些?

（一）根据作用时间不同分类

分为超短效胰岛素、短效胰岛素、中效胰岛素、长效胰岛素及预混胰岛素（表 1-6）。

表 1-6　根据作用时间不同胰岛素分类

胰岛素制剂	起效时间	峰值时间	作用持续时间
超短效胰岛素类似物（门冬胰岛素）	10～15min	1～2h	4～6h
超短效胰岛素类似物（赖脯胰岛素）	10～15min	1～1.5h	4～5h
超短效胰岛素类似物（谷赖胰岛素）	10～15min	1～2h	4～6h
短效胰岛素（RI）	15～60min	2～4h	5～8h
中效胰岛素（NPH）	2.5～3h	5～7h	13～16h
长效胰岛素（PZI）	3～4h	8～10h	长达 20h
长效胰岛素类似物（甘精胰岛素）	2～3h	无峰	长达 24h
长效胰岛素类似物（地特胰岛素）	3～4h	3～14h	长达 24h
预混人胰岛素（HI30R，HI70/30）	0.5h	2～12h	14～24h
预混人胰岛素（50R）	0.5h	2～3h	10～24h
预混胰岛素类似物（预混门冬胰岛素 30）	10～20min	1～4h	14～24h
预混胰岛素类似物（预混门冬胰岛素 25）	15min	30～70min	16～24h
预混胰岛素类似物（预混门冬胰岛素 50）	15min	30～70min	16～24h

（二）区分不同种类的胰岛素需要注意什么？

1. 一般商品名中有"R"的为短效胰岛素，有"N"的为中效胰岛素，带有数字或比例的为预混胰岛素。

2. 短效和超短效胰岛素主要用于餐前，控制餐后血糖；长效胰岛素需每天同一时间注射，控制基础血糖。

3. 预混胰岛素是将超短效或短效胰岛素与中效胰岛素按一定比例混合而成，超短效或短效部分用于降低餐后血糖，中效部分持续释放，起到代替基础胰岛素的作用。

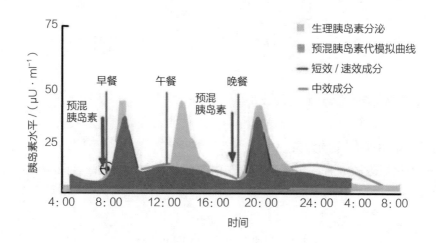

4. 胰岛素制剂一般有笔芯和特充两种。

（1）特充：是一次性胰岛素笔，包含药液，用完后直接丢弃。

（2）笔芯（含药液的小玻瓶）：需要配备相同厂家的胰岛素笔才可使用，笔芯内药液用完后新购置笔芯即可，胰岛素笔可重复使用。

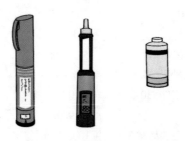

十、如何正确注射胰岛素？

（一）胰岛素的注射步骤是什么？

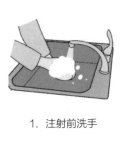

1. 注射前洗手

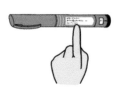

2. 核对药物及剂量

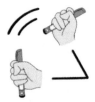

3. 安装胰岛素笔芯

4. 充分混匀

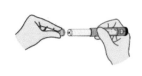

5. 安装针头

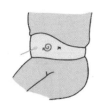

6. 评估注射部位及消毒

7. 垂直进针

8. 停留10秒

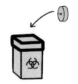

9. 针头丢入锐器盒

（二）如何选择胰岛素注射部位？

1. 胰岛素常见注射部位见下图，根据胰岛素种类选择部位：

1）餐时注射短效胰岛素时，优选腹部。

2）超短效胰岛素类似物可在任何注射部位注射。

3）注射中长效胰岛素，选择臀部或大腿。

4）预混胰岛素理想注射部位是（早晨）腹部、（傍晚）大腿或臀部。

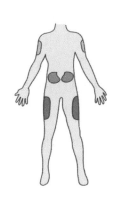
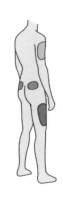

2. 轮换注射部位 每周使用一个等分区域并始终按同一方向轮换。保持每天同一时间于同一区域注射。

1）大轮转：在腹部、上臂、大腿外侧和臀部这四个区域之间的轮流注射。

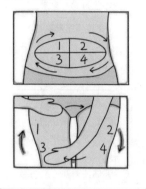

2）小轮转：在每个部位内的小范围轮转，一般一次一换。连续两次注射应间隔至少 1cm。

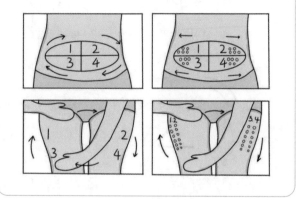

（三）如何缓解注射疼痛感？

　　1. 每次注射使用新针头。

　　2. 选择细短的针头。

　　3. 已开封的胰岛素室温保存，冰箱里的胰岛素需复温后使用。

　　4. 排气完全，保证笔芯内无气泡。

　　5. 避免在毛发根部、皮肤破溃处注射。

　　6. 酒精完全待干后注射。

　　7. 注射时放松，确保注射在皮下脂肪组织。

　　8. 针头刺入皮肤应快速、准确。

　　9. 缓慢推注药液。

　　10. 注射部位定期轮换。

（四）如何保存胰岛素？

　　1. 未开封的胰岛素贮存于 2~8℃冰箱中，切勿冷冻，根据不同剂型胰岛素说明书明确有效期。

2. 已开封的胰岛素在室温（15～30℃）下存放不超过 28 天，或按照生产厂家的建议贮存，且不超过有效期。如室温超过 30℃，可放于冰箱。

3. 避免胰岛素过度受热、冷冻和反复震荡。

十一、注射胰岛素有哪些不良反应？

（一）低血糖

最常见。

1. 临床表现　强烈饥饿感、心慌、手抖、出汗、无力等。

2. 原因　常发生在注射后未及时进餐、注射剂量过大、较瘦者、脂肪层薄、注射在肌肉层等。

3. 处理措施　应及时补充糖水或高糖食物纠正低血糖，避免危险因素。

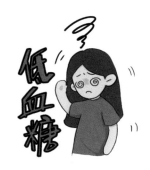

（二）过敏反应

1. 临床表现　注射部位红、肿、发炎、瘙痒、硬结或皮疹。

2. 原因　主要出现在首次使用或间断使用胰岛素时。

3. 处理措施　轻微反应，可服用抗过敏药或局部热敷，必须使用胰岛素者可更换胰岛素剂型，甚至在密切监护下采用脱敏治疗。

（三）皮下脂肪增生

1. 长期注射胰岛素后，注射部位可能出现增厚的"象皮样"改变，质地硬，或成瘢痕样，肉眼或触摸发现。如未被发现，仍在此部位注射，胰岛素不能被正常吸收，无法达到控制血糖的目的。

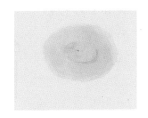

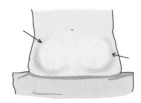

皮下脂肪增生

2. 预防措施　每次注射前，指尖以轻柔按摩的方式（向前或画圈）向注射区域推进检查，轮换部位注射胰岛素和避免重复使用针头。

（四）水肿

部分出现在注射胰岛素起初几天内，表现为下肢轻度水肿甚至全身水肿。一般 1～2 周缓解。水肿期间低盐饮食，水肿明显时限制水摄入，保护皮肤。

（五）视力模糊

由于注射胰岛素后，血糖会迅速下降，使晶体和玻璃体的渗透压下降，水分溢出，屈光率下降致视力模糊，一般可自行恢复。

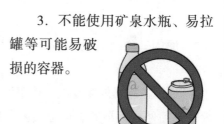

（六）体重增加

大多数初次注射胰岛素者都会出现体重增加，可通过用药、饮食控制和体育锻炼保持正常体重。

十二、如何正确处理胰岛素注射针头？

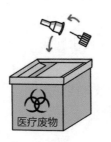

1. 将针头套上外针帽后放入便携式锐器盒内。

3. 不能使用矿泉水瓶、易拉罐等可能易破损的容器。

2. 若无专用锐器盒，也可用加盖硬壳容器等不会被针头刺穿的容器代替。

4. 复诊时，将锐器盒交医务人员处理。

十三、什么是胰岛素泵?

胰岛素泵治疗是采用人工智能控制的胰岛素输入装置,通过持续皮下输注胰岛素的方式,模拟胰岛素的生理性分泌模式从而控制高血糖的一种胰岛素治疗方法。

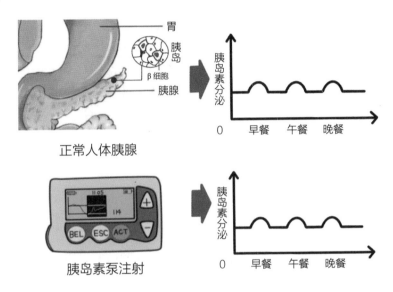

正常人体胰腺

胰岛素泵注射

(一)胰岛素泵的适用人群?

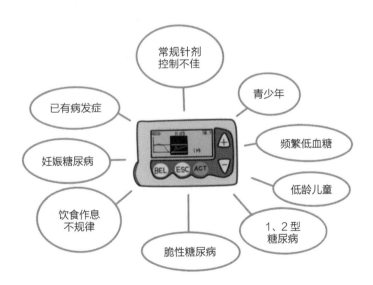

（二）佩戴胰岛素泵的注意事项？

1. 严密监测血糖

（1）安置后 1～3 小时检测血糖。

（2）血糖监测频率：7～8 次/d，涵盖三餐前、三餐后、睡前，必要时检测 3：00 血糖，可使用动态血糖监测血糖。

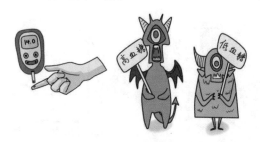

2. 正确设置胰岛素泵参数如日期、基础率和大剂量等。定期检查胰岛素泵运行，熟知报警原因，正确处理胰岛素泵报警。

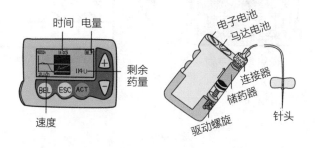

3. 皮肤护理　每天检查穿刺部位有无红肿、水疱、硬结，针头有无脱出。根据说明书在规定时间更换管路，通常 2～3 天，两个置针部位间隔 2～3cm 以上。

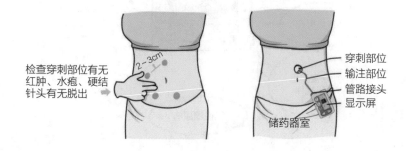

4．健康指导

（1）带泵期间避免大幅度运动导致管道脱出。

（2）运动、沐浴和特殊检查（X 线、CT 和 MRI 等）时，需将泵和人体分离，分离时间控制在 1 小时内。

（3）带泵期间防止管道扭曲、折叠，避免胰岛素泵浸水、摔跌、撞击、加热等。

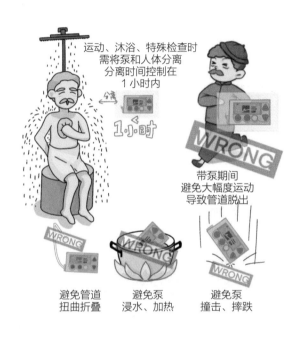

避免管道　　避免泵　　　避免泵
扭曲折叠　　浸水、加热　撞击、摔跌

十四、什么是胰岛素无针注射器?

（一）胰岛素无针注射器原理

胰岛素无针注射器，又称射流注射，利用机械装置（弹簧或高压气体）紧贴注射部位产生瞬时高压，使药物穿透皮肤直接弥散，达到治疗目的。

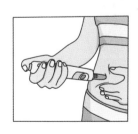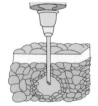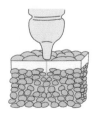

胰岛素无针注射以喷雾的形式

（二）胰岛素无针注射器分类

高压气体动力式无针注射器、弹簧动力式无针注射器。

（三）无针注射器的优缺点

1. 优点

（1）减少针头带来的疼痛和恐惧。

（2）药液扩散快，吸收较均匀。对于肥胖糖尿病患者，不会延迟胰岛素的吸收。

（3）对于餐后血糖管理的效果理想，仍需要建立系统性的给药评价规范，转化为长期有效的血糖控制。

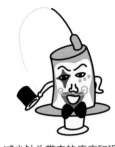

减少针头带来的疼痛和恐惧

2. 缺点

（1）价格高。

（2）拆洗安装过程繁琐。

（3）有可能造成瘦弱患者皮肤青肿。

十五、什么是 GLP-1 受体激动剂？

（一）什么是 GLP-1 受体激动剂？

GLP-1 受体激动剂是以葡萄糖浓度依赖的方式增强胰岛素分泌，抑制胰高血糖素分泌，延缓胃排空，通过中枢性的食欲抑制来减少进食量，而达到减重的目的。可显著降低体重和改善血胆固醇、血压和体重。目前上市的药物有注射药（艾塞那肽、利拉鲁肽、利司那肽等）、口服药（索马鲁肽）。

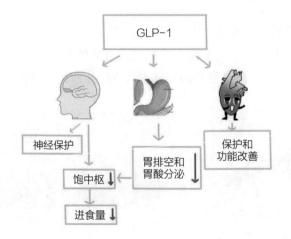

（二）代表药

1. 艾塞那肽　用于改善 2 型糖尿病的血糖控制，适用于单用二甲双胍、磺酰脲类，以及二甲双胍合用磺酰脲类血糖仍控制不佳的超重者。

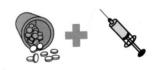

2. 利拉鲁肽　适用于肥胖的糖尿病患者。

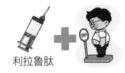
利拉鲁肽

3. 利司那肽　适用于在饮食控制和运动基础上接受二甲双胍单药或联合磺脲类药物和 / 或基础胰岛素治疗血糖控制不佳的成年 2 型糖尿病患者。

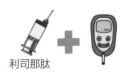
利司那肽

（三）使用注意事项

1. 常见不良反应有恶心、呕吐、腹泻、消化不良，食欲下降。对该类产品活性成分或任何其他辅料过敏者禁用。

2. 不适用于 1 型糖尿病及严重胃肠道疾病、哺乳期妇女和儿童。

3. 与磺脲类药物联合使用时，应警惕低血糖的发生。

4. 不推荐使用于糖尿病肾病终末期。

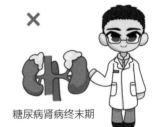
糖尿病肾病终末期

十六、怎么吃主食血糖才平稳？

（一）主食的种类

主食是富含碳水化合物的食物，碳水化合物所提供的能量应占总热量的 50% ~ 65%。如

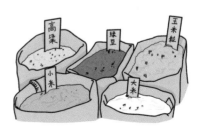

谷类，薯类都是属于主食。

（二）主食的选择原则

1．粗细搭配　粗粮包括糙米，玉米，黑米，燕麦，荞麦等。粗细搭配的比例是1∶1，即50%大米+50%粗粮，粗粮逐渐加量。每天粗粮的摄入应不超过30～60g。

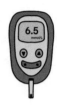

2．干多稀少　主食尽量选择干饭，少吃稀、糊、粥等形式的主食。

杂粮米饭　　稀饭

3．适当替换　块茎类的食物富含淀粉。偶尔可将土豆、山药等薯类作为主食。但在吃薯类的主食时，应适当减少谷类的量，比如吃100g的土豆应该减少25g的大米摄入。

25g 大米　　　100g 土豆

4．添加干豆　各色干豆类食物，如绿豆、红豆、黑豆、黄豆等富含膳食纤维，延缓糖的吸收，可以在主食中适当地添加。

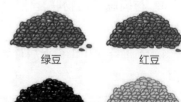

绿豆　　　　红豆

黑豆　　　　黄豆

十七、糖尿病患者要多吃菜少吃肉吗？

糖尿病的饮食不能单纯通过多吃菜少吃肉来进行控制。应根据患者营养需求合理安排，在日常餐食中达到三大营养素均衡、微量元素充足、热量限定等目标。总体原则：饮食营养要求平衡膳食、科学搭配。

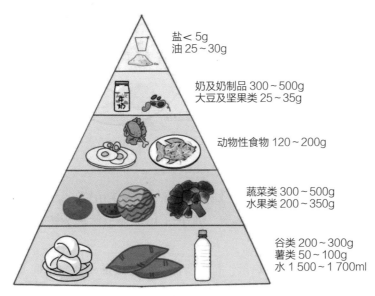

盐＜5g
油 25～30g

奶及奶制品 300～500g
大豆及坚果类 25～35g

动物性食物 120～200g

蔬菜类 300～500g
水果类 200～350g

谷类 200～300g
薯类 50～100g
水 1 500～1 700ml

中国居民平衡膳食宝塔

（一）瘦肉

富含蛋白质类，要适量摄入，该类的食物占每天总热量的 15%～20%。对于一般糖尿病患者，建议每天宜摄入 2～3 份蛋白质类食物，如 100～150g 去皮的肉类。

（二）蔬菜

1. 叶菜类蔬菜　富含丰富的维生素和膳食纤维、矿物质，推荐每天摄入 400～500g。其中 50% 选择深色叶菜，如菠菜、西蓝花、豆苗等。

2. 根茎类蔬菜　如山药、南瓜、土豆、藕等，由于淀粉含量接近主食。根据食物交换份法，100g 土豆可替代 25g 主食；150g 山药或藕可以替代 25g

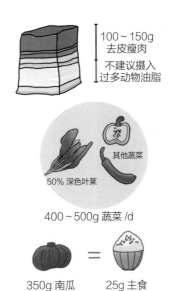

100～150g
去皮瘦肉

不建议摄入
过多动物油脂

50% 深色叶菜

其他蔬菜

400～500g 蔬菜 /d

350g 南瓜　＝　25g 主食

主食；350g 南瓜可以替代 25g 主食。

蔬菜的摄入量大，但不是越多越好。大量摄入蔬菜，可能会影响钙、锌等营养物质的吸收，长此以往，可能引发营养不良。

（三）餐盘法及手掌法估算摄入量。

1. 餐盘法　使用直径 6 英寸（1 英寸 =2.54cm）的盘子对食物进行定量，蔬菜占盘子的 1/2，肉类食物占 1/4，主食占 1/4。

2. 手掌法　在外就餐时，无法用餐具定量，可用手掌定量，比如每餐的主食为 1 个拳头，每天的蔬菜为双手捧的量。

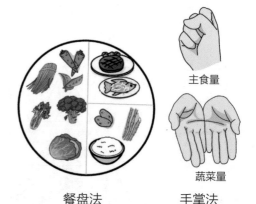

主食量

蔬菜量

餐盘法　　手掌法

（四）如何计算每天摄入的总热量？

1. 计算理想体重　理想体重（kg）= 身高（cm）–105

低于 20% 理想体重为消瘦体型，处于 ±10% 理想体重为正常体型，大于 20% 理想体重为肥胖体型。

2. 计算每天所需要的总热量　每天所需要的总热量 = 理想体重（kg）× 每千克体重需要的热量（表 1–7）。

表 1-7　不同体力劳动每千克体重的热量需求

劳动强度	举例	总热量 / （kcal · kg⁻¹ · d⁻¹)		
		体重过低	正常	超重 / 肥胖
卧床休息	—	25 ~ 30	20 ~ 25	15 ~ 20
轻体力劳动	办公室职员、教师、售货员、简单家务	35	25 ~ 30	20 ~ 25
中体力劳动	学生、司机、外科医生、体育教师、一般农活	40	30 ~ 35	30
重体力劳动	建筑工、搬运工、冶炼工、重农活、运动员	45 ~ 50	40	35

3. 分配热量和餐次　每天膳食需包括碳水化合物、蛋白质、脂肪、膳食纤维、无机盐、矿物质等营养素，结合糖尿病患者的病情、年龄、个人的饮食喜好等，以总热量 1/3、1/3、1/3 或 1/5、2/5、2/5 安排一日三餐。

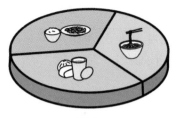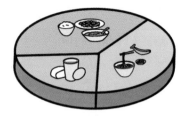

总热量
早中晚各 1/3

总热量
早 1/5，中 2/5，晚 2/5

合理安排糖尿病患者的三餐

十八、糖尿病患者能吃水果吗？

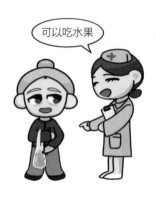

可以吃水果

吃水果的原则：

1. 空腹血糖＜ 7.0mmol/L、餐后 2 小时血糖 ＜ 10mmol/L、糖化血红蛋白＜ 7.0%，血糖控制平稳达标就可以吃。

2. 水果一般在两次正餐中间吃（如上午 10 点或下午 3 点）。

3. 选择含糖低的水果，如西瓜、苹果、梨、橘子、猕猴桃等较为合适；而香蕉、红枣、荔枝等含糖量较高则不宜食用（表 1-8）。

表 1-8　等值水果类食物交换表

食品	重量 /g	食品	重量 /g
柿子、香蕉、鲜荔枝	150	李子、杏子	200
梨、桃、苹果	200	草莓	200
橘子、橙子	200	柚子	200
猕猴桃	200	西瓜	500

注：每份供碳水化合物 21g、蛋白质 1g、热量 90kcal。

十九、糖尿病患者能吃坚果吗？

（一）坚果的食物成分

坚果是属于油脂类，是富含脂肪的食物，各类坚果的热量见表 1-9。

表 1-9　坚果的热量

坚果种类	热量 /［kcal·(100g)$^{-1}$]	蛋白质 /g	脂肪 /g	膳食纤维 /g
核桃	646	14.9	58.8	9.5
巴旦木	586	21.4	50	11.8
开心果	614	20.6	53	8.2
花生	574	24.8	44.3	5.5
腰果	559	17.3	36.7	3.6
松子	664	14.1	58.5	12.4

（二）推荐坚果进食量

坚果类的食物可改善血糖控制、降低低密度脂蛋白及甘油三酯、增高高密度脂蛋白、降低血压。

但坚果属于油脂类，热量较高。糖尿病患者在血糖、血脂、体重控制达标的基础上方可适量食用，建议每天进食 1 份坚果，约 15g。

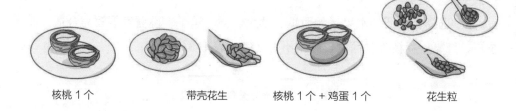

核桃 1 个　　　　带壳花生　　　核桃 1 个 + 鸡蛋 1 个　　　花生粒

二十、糖尿病患者能饮酒吗？

1. 不推荐糖尿病患者饮酒。若饮酒应计算酒精中所含的总能量。1g 酒精可产生 7kcal 热量，不含其他营养素。

2. 女性一天饮酒的酒精量不超过 15g，男性不超过 25g（15g 酒精相当于 350ml 啤酒、150ml 葡萄酒或 45ml 蒸馏酒）。每周不超过 2 次。

3. 务必进食后饮酒，避免低血糖。

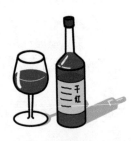

先进食后饮酒
避免低血糖

二十一、糖尿病患者运动前做哪些准备？

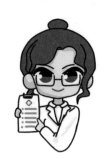

（一）运动评估有哪些？

1. 运动习惯及能力如患者的喜好和持久力、心肺耐力。

2. 心脏疾病的风险如是否合并高血压，高脂血症，55 岁前患心脏病的家族史。

3. 运动前后的代谢指标如血糖、血压、心率等情况。

4. 下肢骨关节及血管的检查。

5. 微血管并发症的相关检查如眼底检查、尿蛋白的测定。

（二）运动前要做哪些准备？

1. 选择宽松轻便、透气性强的衣服。

2. 选择合脚舒适的运动鞋，较厚的棉质袜子。

3. 随身携带水、糖果以及血糖仪等。

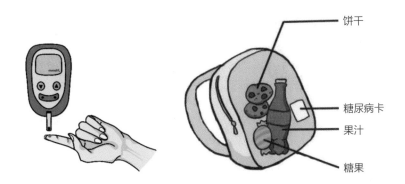

4. 带必要的护具，如护膝、护踝、肌肉贴等。

5. 心率带、腕带监测运动心率。

6. 可携带急救卡，注明联系人电话及简单病情介绍。

（三）如何进行热身活动？

运动前后需要进行 5～10 分钟的热身及拉伸运动。

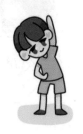 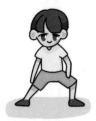 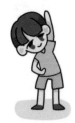 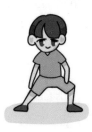

 膝 2 组　　旋腰胯　　肩
前后左右　　旋脖
左右

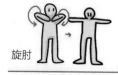 旋肘　 旋腕、踝
左右

活动关节
（共七组动作）

 ↑小腿后侧　 股四头肌　 股二头肌　 臀大肌

 腹直肌　 胸大肌　 三角肌　 背阔肌

  竖脊肌　 斜方肌①　 斜方肌②　 胸锁乳突肌

  肱二头肌　 肱三头肌

肌肉拉伸
（共十四组动作）

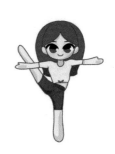

二十二、哪些运动方式适合糖尿病患者？

（一）如何选择有氧运动？

选择中低强度、有节律性的有氧运动最好。

1. 中低强度的有氧运动

（1）运动类型：步行、慢跑、游泳、自行车、太极拳、韵律操和球类运动等。

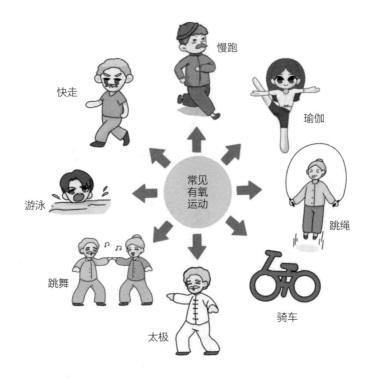

（2）运动适应人群：运动能力较弱，或有其他合并症及并发症。

2. 高强度运动

（1）高强度间歇式训练（HIIT）：即多次的、短时间的高强度运动，在两次高强度之间以间歇的形式休整，运动和间歇期可持续几秒钟到几分钟不等。

（2）运动适应人群：HIIT适用于有一定运动能力人群，只要强度掌控合适，甚至在心脏病人群中也可实行。

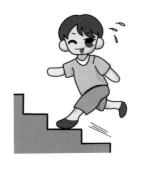

（二）如何进行抗阻训练？

抗阻运动又称阻力运动或力量运动，完善的抗阻训练方案可动员更多的肌群参与运动。抗阻运动已被证实能明显改善患者的胰岛素敏感性、血糖、血脂、肌肉力量、压力和生活质量。

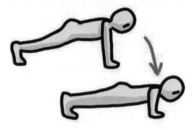

1. 常见的运动形式　负重抗阻、对抗性运动、克服弹性物体运动，力量训练器械，如哑铃、弹力带、俯卧撑、下蹲、平板支撑等等。

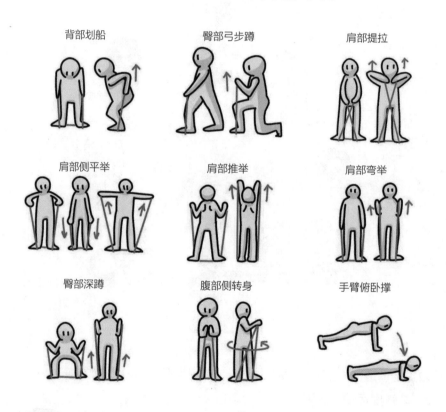

背部划船　　臀部弓步蹲　　肩部提拉

肩部侧平举　　肩部推举　　肩部弯举

臀部深蹲　　腹部侧转身　　手臂俯卧撑

2. 运动频次

（1）每周最好进行 2 次轻或中度肌肉运动。每天至少 8 ~ 10 组运动，每组运动应使主要肌群运动重复 10 ~ 15 次或接近疲劳。

（2）不能连续 2 天运动同一组肌肉，如不能连续 2 天都练腿部的力量训练。

二十三、运动强度越大，控糖效果越好吗？

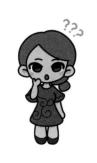

（一）运动强度的评估方法有哪些？

1. 运动心率

（1）计算方法：运动过程中的心率＝（220－年龄）×（60%～70%），美国糖尿病协会对有氧运动的强度规定在55%～79%最大心率或者最大心率储备（40%～74%）的标准。

（2）注意事项：若患者合并自主神经病变，或服用β受体阻断剂，心率的变化会受到影响，建议联用主观自我感觉以及谈话试验。

2. 主观自我感觉（Borg运动强度）

（1）感觉费力——中等强度。

（2）感觉吃力——高强度。

3. 谈话试验

（1）顺畅说话——低强度。

（2）呼吸急促，断断续续说话——中等强度。

（3）不能完整说话——高强度。

（二）抗阻运动的强度该多大呢？

关于抗阻运动具体的强度，国内外没有统一标准。在进行抗阻运动时，动作速度宜缓慢，重复10～15次，可做8组，每组之间间隔30秒左右。

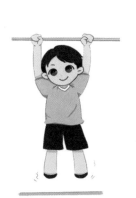

1. 动作重复次数＜10次，说明抗阻运动强度偏大。

2. 动作重复次数＞15次，说明抗阻运动强度较轻。

二十四、为何有人运动后血糖不降反而升高？

1. 体内激素变化　人体在运动时，胰岛素分泌会下降，确保肝糖原的分解和糖异生；所有升糖激素都会升高，如胰高血糖素、肾上腺素、糖皮质激素等，有利于给机体提供糖原同时促进脂肪分解。因此，中等以上的有氧运动后，体内激素还没有降到平常水平时，很可能人体的血糖会比平常更高。

2. 运动过程中未及时补充水分　运动过程中汗液和呼吸丢失了大量的水分，体液减少，影响了胰岛素的生理效应，也会引起血糖暂时升高。

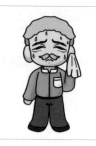

3. 饮食运动的平衡没有掌握好　因惧怕低血糖或想大吃特吃之后用运动降低血糖水平，造成运动后血糖升高的假象。为保证血糖监测准确性，运动后休整 20 分钟左右再测量血糖。

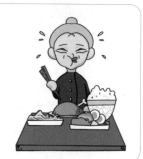

二十五、肥胖的 2 型糖尿病患者能手术治疗吗?

(一) 手术方式有哪些?

减重手术方式众多，尤其是 Roux-en-Y 胃旁路手术（Roux-en-Y gastric bypass，RYGB）治疗肥胖的 2 型糖尿病，不仅能使患者体质量减低，还可带来的胃肠道内分泌及微环境改变，使患者血糖下降。

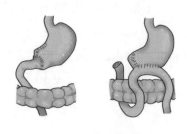

(二) 手术适应证有哪些?

1. 体重指数（BMI）　体重指数是国内外减重代谢手术最客观的指标，目前我国成人 BMI 的切点为：$18.5kg/m^2 \leq BMI < 24kg/m^2$ 为正常体重范围。

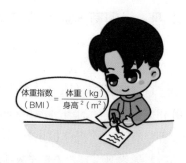

体重指数（BMI） $=$ $\dfrac{体重（kg）}{身高^2（m^2）}$

（1）$BMI > 40kg/m^2$。

（2）BMI 为 $35 \sim 40kg/m^2$，经改善生活方式和内科治疗后血糖控制不理想。

（3）BMI 为 $30 \sim 35kg/m^2$，且血糖控制不理想。

（4）我国推荐行减重代谢手术的 BMI 的标准为 ≥ 37.5kg/m²；对于合并糖尿病的患者，若 BMI ≥ 32.5kg/m² 则积极推荐手术。

2．年龄 我国专家共识建议减重代谢手术的年龄为 16 ~ 65 岁。而我国 2019 年发布的《中国儿童和青少年肥胖症外科治疗指南》则提出重度肥胖合并严重代谢疾病，严重影响身体健康，在其他治疗手段无效的儿童青少年，手术年龄可以为 2 ~ 18 岁。

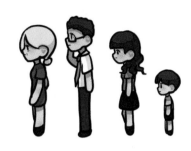

（三）手术禁忌证有哪些？

1．1 型糖尿病。

2．胰岛 β 细胞功能基本丧失。

3．BMI < 25kg/m²。

4．妊娠糖尿病和某些特殊类型糖尿病。

5．药物滥用、酒精成瘾及患有难以控制的精神疾病。

6．智障或智力不成熟，行为不能自我控制者。

7．对手术预期不符合实际。

8．不愿承担手术潜在并发症风险。

9．不能配合术后饮食及生活习惯的改变，依从性差。

10．全身状况差，难以耐受全身麻醉或手术。

（四）手术时机是什么？

手术需参考患者 2 型糖尿病病程。部分 2 型糖尿病患者病程较长，且胰岛功能有所降低，或出现了某些糖尿病并发症，都不适合手术治疗。

二十六、如何正确面对糖尿病中医治疗？

（一）糖尿病中医称谓和分型是什么？

糖尿病中医称为消渴病，又称糖络病，分为脾瘅和消瘅两大类型。

1．脾瘅 以体型肥胖为主要特征，常伴有血脂、血压及尿酸异常，包括大部分的 2 型糖尿病。

2．消瘅 以消瘦为主要特征，包括 1 型糖尿病及部分 2 型糖尿病。

（二）常见的中医治疗糖尿病的方案有哪些？

1. 生活方式管理

（1）饮食：合理膳食，每天摄入人体所必需的谷物、肉、蛋、奶、瓜果蔬菜。

（2）运动：太极拳、五禽戏、八段锦等。

（3）睡眠：充足睡眠，穴位按摩改善睡眠。

2. 药物治疗　葛根芩连汤、大柴胡汤是常用的降糖中药。需遵医嘱正确服药，避免自行服用多种含有降糖成分的中、西药而引发低血糖。

（三）如何正确就医？

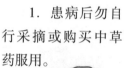
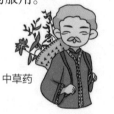

1. 患病后勿自行采摘或购买中草药服用。

中草药

2. 选择正规的中医医院就诊。

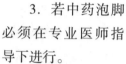
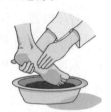

3. 若中药泡脚必须在专业医师指导下进行。

二十七、如何监测糖尿病并发症？

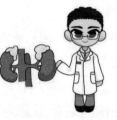

（一）如何监测糖尿病肾病？

1. 所有患者需每年检查微量白蛋白肌酐比值（UACR）、血清肌酐、血钾水平。

2. 肾病 3~4 期的患者需密切随访相关的代谢紊乱，如维生素 D、血红蛋白、碳酸氢盐、钙磷代谢、甲状旁腺激素等。

3. 根据病情的严重程度适当增加随访频率。

（二）如何监测糖尿病视网膜病变？

1. 根据视网膜病变程度确定检查频率（表 1-10）。

表 1-10　糖尿病视网膜病变检查频率

分类	检查频率
无糖尿病视网膜病变	每 1~2 年 1 次
轻度非增殖期视网膜病变	每年 1 次
中度非增殖期病变	每 3~6 个月 1 次
重度非增殖期病变	每 3 个月 1 次

2. 患有糖尿病的女性如果准备妊娠，在妊娠前或第一次产检、妊娠后每 3 个月及产后 1 年内进行眼科检查。

3. 对于有临床意义的黄斑水肿应每 3 个月进行复查。

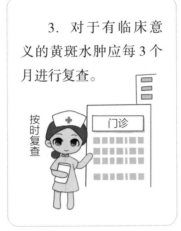

4. 推荐采用光学相关断层成像评估视网膜厚度和视网膜病理变化发现糖尿病黄斑水肿。

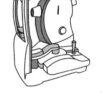

（三）如何监测糖尿病神经病变？

1. 筛查频率　所有 2 型糖尿病确诊时和 1 型糖尿病诊断 5 年后，进行糖尿病神经病变筛查。随后至少每年筛查一次。

2. 筛查内容　踝反射、针刺痛觉、振动觉、压力觉、温度觉 5 项检查。

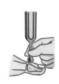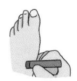

3. 筛查方法　最常用的方法为 128Hz 音叉、10g 尼龙丝检查。

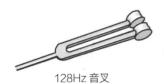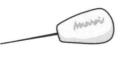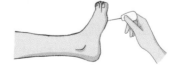

128Hz 音叉　　　　　　10g 尼龙丝检查

（四）如何监测糖尿病下肢血管病变？

1. 年龄 > 50 岁者需常规进行下肢血管病变的筛查。

2. 合并心脑血管病变、血脂异常、高血压、吸烟或糖尿病病程 5 年以上者每年至少筛查一次。

3. 对于有足溃疡、坏疽者，不论其年龄，应该进行全面的动脉病变检查及评估。

4. 筛查内容皮肤温度测定、间歇性跛行试验、颈动脉杂音、股动脉杂音、足背与胫后动脉检查，以及 ABI、血管超声检查等。

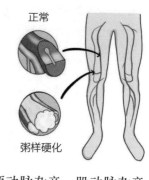

正常

粥样硬化

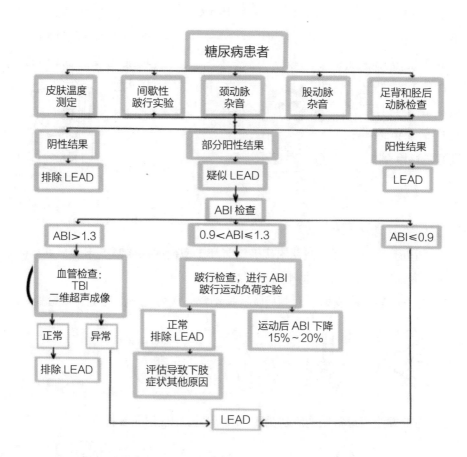

（五）如何监测糖尿病足？

1. 根据有无周围神经病变、血管病变、足部畸形、溃疡史和截肢史，确定糖尿病足筛查频率（表 1-11）。

表 1-11　糖尿病足筛查频率

分类	分级标准	筛查频率
0	没有周围神经病变	1年1次
1	有周围神经病变	每6个月1次
2	有周围神经病变合并周围血管病变 ± 足部畸形	每3~6个月1次
3	有周围神经病变及足溃疡史或截肢史	每1~3个月1次

2. 筛查内容　病史采集、全身体格检查、周围神经病变筛查、下肢血管病变筛查、实验室（生化代谢指标、尿常规、尿蛋白等）及辅助检查（心电图、足底压力检查等）。

二十八、糖尿病患者出院后该注意什么？

（一）糖尿病患者该做哪些方面的自我管理？

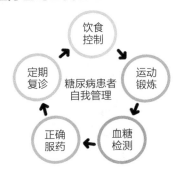

（二）家属该做哪些方面的支持？

1. 心理支持　心理安抚，陪伴患者在生活、学习或工作中积极应对糖尿病。

2. 生活照顾　协助患者注射胰岛素、服用药物、监测血糖，督导其坚持饮食控制、运动锻炼。

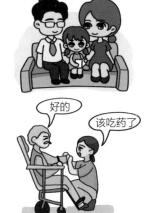

（古艳　欧青　肖洁　李饶　杨小玲）

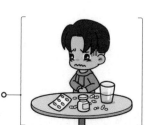

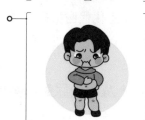

第四节 特殊情况

一、如何守护糖尿病患儿健康成长?

（一）儿童青少年糖尿病有哪些特征?

　　1. 1 型糖尿病患儿　因胰岛 β 细胞破坏而导致胰岛素绝对缺乏，需终身使用胰岛素控制血糖。

　　2. 2 型糖尿病患儿　发病隐匿，多见于肥胖者。治疗与成人 2 型糖尿病相同，除药物治疗外，通过饮食管理和锻炼进行减重尤为重要。

　　3. 发病年龄小、认知能力尚未成熟、行为习惯尚未养成、自我管理能力差，需要医务人员长期管理。

（二）如何开展医学营养治疗?

　　通过科学的饮食管理，保证患者的正常生活和生长发育。

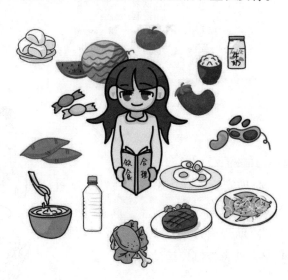

　　1. 能量总热量（kcal）=1 000+年龄 × 系数，系数为 70 ~ 100。

（1）1 ~ 3 岁：系数 100。

（2）3 ~ 6 岁：系数 90。

（3）7～10岁：系数80。

（4）＞10岁：系数70。

2．碳水化合物所提供的能量比例应占50%～65%。

3．膳食蛋白质摄入应达到每天每千克理想体重1.5～3.5g。

（1）肾功能正常者：推荐蛋白质摄入量以每千克标准体重1g为宜。

（2）糖尿病肾病者：摄入优质蛋白质为主，不低于每千克理想体重0.8g/d。

4．脂肪摄入应占全日总能量比例的20%～30%。

5．当饮食摄入无法达到膳食推荐摄入量时，可以适当补充无机盐等微量元素及维生素。

（三）如何运动锻炼?

1．运动前需对患者的代谢状况及并发症进行全面评估，制订个体化的运动计划。

2．运动应遵循循序渐进、持之以恒的原则，并保证安全。

3．运动前选择合适的服装和鞋袜，运动前、中、后或体感不适时可监测血糖，并适当补充食物和水分。

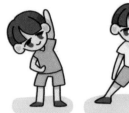
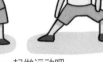

一起做运动吧

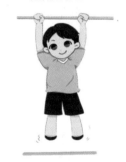

4．鼓励家属共同参与的亲子运动，病情稳定可参与多种形式的有氧运动，如球类运动、跳跃运动等。

（四）控制目标是多少?（表1-12）

表1-12 血糖控制目标

年龄	餐前血糖/（mmol·L⁻¹）	睡前/夜间血糖/（mmol·L⁻¹）	HbA1c/%
婴幼儿和学龄前儿童（＜6岁）	5.6～10.0	6.1～11.1	7.5～8.5
学龄期（6～12岁）	5.0～10.0	5.6～10.0	＜8
青少年（13～19岁）	5.0～7.2	5.0～8.3	＜7.5

（五）儿童青少年糖尿病如何开展心理护理？

1. 常见心理　患儿通常表现为情绪及行为问题，如焦虑与抑郁、进食障碍、认知障碍、行为和品行障碍、不依从等。家长与患者的负性情绪一样可影响糖尿病的管理。

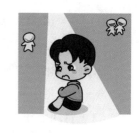

2. 心理干预　鼓励患儿及家属表达出负性情绪；倾听；同理心；同伴支持。

（六）父母及照顾者该怎么做？

1. 与患儿建立良好的沟通模式。

2. 保持健康的生活方式。

3. 关注患儿心理情绪。

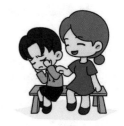

（七）学校如何做好患儿的管理与支持？

1. 接纳和包容患儿。

2. 教导同班同学正确认识糖尿病，勿歧视或侮辱患儿。

3. 为患儿胰岛素注射尽可能提供帮助与支持。

二、糖尿病患者能怀孕吗？

糖尿病患者是可以怀孕的，但要做好充足的准备。

1. 孕前避免劳累，保证休息和睡眠，戒烟，远离有毒有害化学物品，拒绝垃圾食品，保持心情平和舒畅。

2. 调整降压药（血压控制目标为收缩压 110～129mmHg，舒张压 65～79mmHg），停用降脂药。

3. 补充叶酸。

4. 调整降糖药，使 HbA1c 控制在 6%～6.5% 以内。

5. 孕前检查，明确有无并发症，以及怀孕是否安全。在孕前检查未完善前，采取有效避孕措施。

孕前检查

三、妊娠糖尿病会持续终身吗？

（一）什么是妊娠糖尿病（gestational diabetes mellitus，GDM）？

是指妊娠期首次发生和发现的不同程度的糖代谢异常。

（二）妊娠糖尿病有什么危害？

患者及分娩婴儿以后肥胖、2型糖尿病、高血压及代谢综合征风险均增加。巨大胎儿、畸形儿概率增高。

（三）血糖控制目标是什么？

在不出现低血糖的前提下，空腹血糖＜5.3mmol/L，餐后1小时血糖＜7.8mmol/L，餐后2小时血糖＜6.7mmol/L。血糖高于正常上限，如空腹血糖＞7mmol/L，应考虑开始胰岛素治疗。

（四）如何治疗？

胰岛素治疗，孕期不推荐使用口服降糖药。

（五）饮食注意哪些？

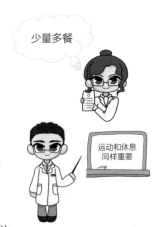

少量多餐

1. 尽量选择低升糖指数的碳水化合物。

2. 增加蛋白质的摄入量。

3. 少量多餐，每天分5~6餐。

（六）运动注意哪些？

鼓励孕期运动，包括有氧运动及阻力运动。每次运动时间小于45分钟。

运动和休息同样重要

（七）产后注意哪些？

1. 鼓励母乳喂养，注意个人卫生，预防产褥期感染。

2. 产后4~12周行75g OGTT评估糖代谢状态，如果正常，仍需至少每3年复查1次。

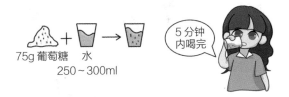

75g 葡萄糖　水
250~300ml

5分钟内喝完

3. 按2型糖尿病饮食原则控制饮食，产后早期运动，促进身体恢复。

4. 产后采用安全有效的方法避孕，身体恢复到最佳状态后再计划妊娠。

四、老年人得了糖尿病怎么办?

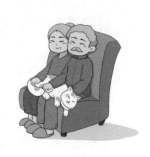

(一) 什么是老年糖尿病?

老年糖尿病指年龄 ≥ 60 岁(WHO 界定 ≥ 65 岁),包括 60 岁以前诊断和 60 岁以后诊断糖尿病的患者。

(二) 老年糖尿病有哪些特点?

1. 主要类型是 2 型糖尿病。

2. 60 岁前诊断的患者糖尿病病程较长,慢性并发症比例高。

3. 日常活动能力下降,加之肌少症及平衡能力下降,易出现运动损伤及跌倒。

4. 急性并发症症状不典型,易误诊或漏诊。

5. 低血糖耐受性差,易发生无意识低血糖、夜间低血糖和严重低血糖。

轻度症状

心慌   冷汗   饥饿   头痛

焦虑   发抖   情绪不稳

严重时

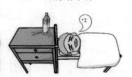

抽搐   嗜睡   意识丧失、昏迷乃至死亡

| 6. 常伴有心脑血管疾病的危险因素，如肥胖、血脂异常、高血压、高尿酸等。 | 7. 易合并有呼吸、消化、肿瘤等疾病。 | 8. 多病共存的老年人多重用药情况非常普遍。 |

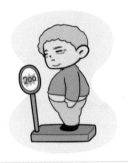
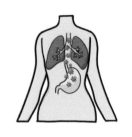

（三）老年糖尿病控制目标是什么？

1. 血糖控制目标　坚持个体化定标的原则，注意避免严重高血糖引发糖尿病急性并发症和难治性感染等情况或低血糖事件发生（表 1–13）。

表 1–13　老年糖尿病患者血糖分层控制标准

适用人群	HbA1c/%	FPG/（mmol·L⁻¹）	2hPG/（mmol·L⁻¹）
1. 新诊断、病程＜10 年、胰岛 β 细胞功能尚存、预期生存期＞10 年、低血糖风险低的患者，应用非胰岛素促泌剂类降糖药物治疗为主、自理能力好或有良好辅助生活条件的老年糖尿病患者，或自我管理能力强、医疗条件较好的应用胰岛素促泌剂或胰岛素治疗、能规避低血糖风险的老年患者。	≤ 7.0	4.4 ~ 7.0	＜ 10
2. 预期生存期＞5 年、中等程度并发症及伴发疾病，有低血糖风险，应用胰岛素促泌剂类降糖药物或以多次胰岛素注射治疗为主、自我管理能力欠佳的老年糖尿病患者	＜ 8.0	＜ 7.5	＜ 11.1
3. 预期寿命＜5 年、有严重低血糖发生史、反复合并感染、急性心脑血管病变（应激性高血糖）、急性患者住院治疗期间、完全丧失自我管理能力也无他人良好护理等情况	＜ 8.5	＜ 8.5	＜ 13.9

注：摘自中国老年 2 型糖尿病诊疗措施专家共识（2018 年版）。

2. 血压控制目标　合并高血压患者血压控制目标 < 140/90mmHg，预期寿命有限、健康状况较差者可放宽至 < 150/90mmHg。

（四）老年糖尿病的并发症有哪些？

1. 低血糖　因年龄增加、低血糖感知能力下降、共病、衰弱等因素，易发生低血糖，使老年人发生心血管事件、痴呆及死亡的风险增加。

2. 急性并发症

（1）高血糖高渗状态：较多见，与老年人潜在肾功能不全、失水过多或水摄入不足有关。

（2）糖尿病酮症酸中毒：多因突然停用胰岛素或感染等应激状况诱发。

（3）乳酸性酸中毒：常见于严重缺氧及肾功能不全者。

3. 慢性并发症　随年龄、糖尿病病程增加，发生大血管病变（心脏、脑血管、下肢动脉）、微血管病变（视网膜、肾脏）及神经病变比例更高。

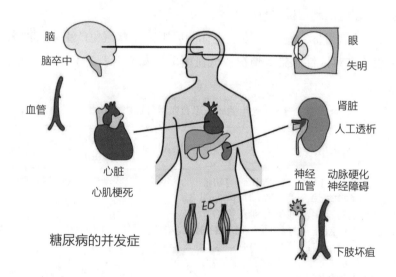

糖尿病的并发症

（五）老年糖尿病管理该注意什么？

1. 定期监测血糖

（1）HbA1c：每 3~6 个月到医院测定 1 次。

（2）自我血糖监测：根据病情、经济条件制订个体化血糖监测频率、方法。

2. 饮食管理

（1）营养不良风险评估。

（2）根据老年人饮食习惯、进食能力、生活方式制订饮食计划。

（3）保证充足能量供给，合理搭配饮食结构。

（4）少吃多餐。

（5）咀嚼或吞咽困难者，可改"饭菜汤分食"为"饭菜汤混合匀浆膳"，或食用糖尿病特殊配方肠内营养制剂。

（6）痴呆患者需确保进食。

（7）临终关怀患者可通过肠内或肠外营养以保证营养需求。

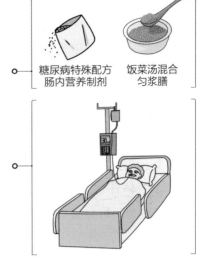

糖尿病特殊配方肠内营养制剂　　饭菜汤混合匀浆膳

3. 运动管理

（1）在健康和功能状态允许条件下可进行有氧运动、抗阻训练。

（2）根据个人喜好选择散步、快走、打羽毛球、八段锦或太极拳等运动方式。

（3）确保运动安全，预防跌倒、肌肉及骨关节损伤。

（4）运动前后监测血糖，预防低血糖发生。

（5）可佩戴心率带或手环监测运动时心率变化。

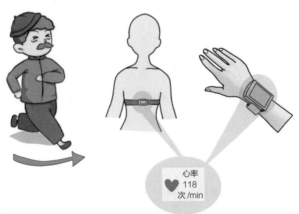

心率
118
次/min

4. 药物管理

（1）安全用药，医护人员、家属或照顾者和患者共同参与药物管理。

（2）正确服药，避免漏服、误服、多服药物或随意自我用药。

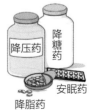

降压药　降糖药　安眠药　降脂药

（3）可使用小药盒装好每天、每次所需服药药物，设置闹钟提醒服药。

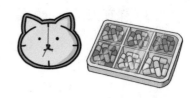

（4）记录服药情况，可在医护人员或家属指导下使用"用药提醒"APP。

五、外出旅行时注意什么？

（一）如何做好旅行前准备？

1. 身体评估　旅行前了解自己身体各代谢指标的水平，确保血糖、血脂、血压在比较平稳的范围内。

2. 物品准备

（1）药物：备好所需的降糖药，确保在旅行过程中药物的供给和保存；必要的应急药物，如止泻药，退烧药等。

（2）血糖监测：带功能良好的血糖仪、充足的血糖试纸，消毒用物。

（3）其他：准备合适、吸汗的衣物和鞋袜，做好足部的保护；食物以及足够的饮用水；携带病情急救卡。

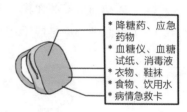

* 降糖药、应急
药物
* 血糖仪、血糖
试纸、消毒液
* 衣物、鞋袜
* 食物、饮用水
* 病情急救卡

3. 旅行环境评估　了解旅行地的地理环境，如海拔、气温、医疗环境、饮食习惯等等，居住地附近最好有医疗机构以防不时之需。

（二）旅行中注意哪些？

1. 建议结伴出行，且同伴需要有基本糖尿病的急救知识，如低血糖的处理。

2. 旅行中作息时间尽量接近平日。

3. 保证充足的睡眠，避免过冷过热的环境。

4. 须继续执行饮食治疗低盐低油低糖的原则。

5. 在保证每天活动量的基础上仍需要运动治疗，但也注意不可过度疲劳。

6. 定期监测血糖并记录，分析血糖波动原因。

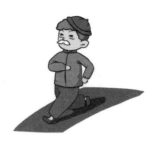

（三）旅行后注意哪些？

1. 旅行结束后，尽快恢复日常作息，包括饮食和运动习惯。

2. 如果有血糖或其他代谢指标波动，尽早在医师指导下用药调整，并监测指标变化。

六、手术时注意什么？

（一）血糖控制不良对手术有哪些影响？

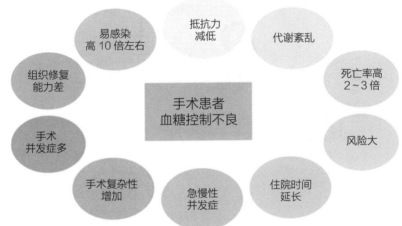

（二）如何做好围手术期糖尿病管理？

术前遵医嘱
禁食禁水

1. 术前准备

（1）饮食管理：术前一般禁食6～8小时、禁饮2小时，胃肠手术前3天开始改为半流质饮食。

（2）用药管理：根据手术类型及医嘱调节用药。

1）口服降糖治疗者

①小型手术服用短效促胰岛素分泌剂：手术早晨停服一次，晚餐剂量遵医嘱使用。

②服用长效促胰岛素分泌剂：手术当天停用，次日再服。

③服用双胍类：停药，预防乳酸性酸中毒。

④服用 DPP-4 抑制剂：常规服用，警惕低血糖。

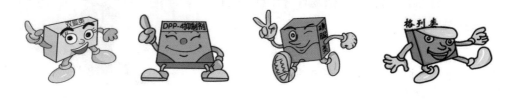

2）胰岛素治疗者：尽早手术，缩短空腹时间，必要时提前补液；大中型手术，停用皮下注射胰岛素，改为静脉输注葡萄糖－胰岛素－氯化钾，或给予葡萄糖联合短效胰岛素持续静脉泵入。

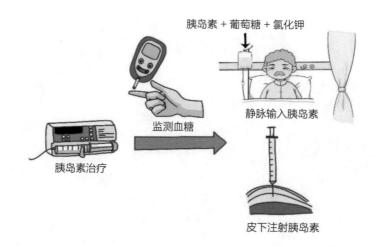

3）胰岛素泵治疗者：确保不影响手术区域，调节胰岛素泵注射部位，停用当日餐前大剂量，保留基础胰岛素输注。

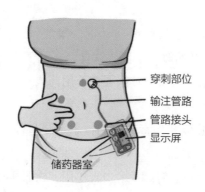

2. 血糖监测频率

（1）正常饮食：监测空腹、三餐后血糖和睡前血糖。

（2）禁食：每 4～6 小时监测血糖 1 次。

（3）危重/大手术或持续静脉输注胰岛素，应 1～2 小时监测血糖 1 次；特殊手术，据实际情况增加监测频率。

（4）病情稳定门诊手术，手术时间 ≤ 2 小时，在入院后和离院前各监测血糖 1 次。

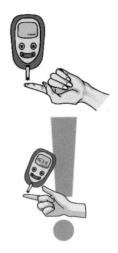

注意：血糖 ≤ 3.9mmol/L，及时纠正低血糖，增加监测频率，直至血糖纠正。

3. 围手术期血糖管理目标（表 1-14）。

表 1-14　围手术期血糖控制目标

手术类型		血糖控制目标 /（mmol·L^{-1}）		
		HbA1c/%	空腹血糖/餐前血糖	餐后 2 小时血糖/不能进食时随机血糖
择期手术	普通大中手术	术前 < 8.5	8～10	8～12，短时间 < 15 也可接受
	小手术		6～8（非老年、身体状况良好、无心脑血管并发症风险或单纯应激性高血糖患者）	8～10（非老年、身体状况良好、无心脑血管并发症风险或单纯应激性高血糖患者）
	精细手术	—	4.4～6	6～8
	器官移植手术	—	6～8	8～10
急诊手术		若术前血糖 > 10，应控制血糖水平，同时注意有无酸碱、水、电解质紊乱；术中及术后血糖控制目标与相应类型的择期手术相同		

注：摘自高血糖患者围手术期血糖护理工作指引。

4. 术后管理

（1）饮食管理

1）小手术后常规进食，若无伤口感染可维持术前饮食方案。

2）禁食者，静脉补充葡萄糖 150～250g，糖和胰岛素比例为 3～5g：1U；必要时给予肠外营养，如补充脂肪乳、氨基酸等。

3）肠蠕动恢复后开始进食，在原饮食基础上增加蛋白质（10%～15%）摄入。

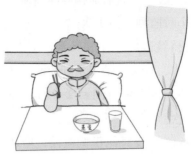

（2）血糖管理

1）术后需进行重症监护或机械通气：血糖控制在7.8～10.0mmol/L之间。

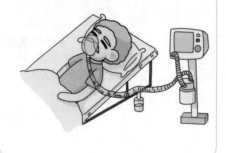

2）中、小手术后：空腹血糖＜7.8mmol/L、随机血糖＜10.0mmol/L。

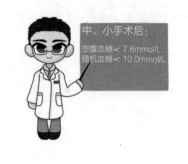

3）识别高低血糖。

（欧青 杨小玲 肖洁 古艳）

第二章
漫话骨质疏松症

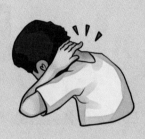

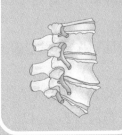

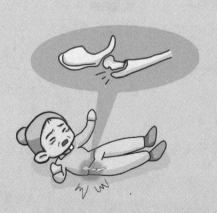

第一节 基础知识

一、什么叫骨质疏松症?

骨质疏松症是一种以骨量减少、骨的微结构退化为特征,导致骨骼脆性增加、骨强度降低,容易发生骨折的全身性骨代谢疾病。

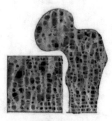
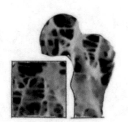

正常骨质　　　　　　　骨质疏松

二、为什么会出现骨质疏松症?

人体存在着两种影响骨骼健康的细胞,一种是成骨细胞,一种是破骨细胞。破骨细胞负责骨分解与吸收,而成骨细胞负责新骨形成。

正常成年人骨吸收和骨形成是一种平衡状态,当破骨细胞的活性增加,成骨细胞的活性下降,或者药物、疾病等原因,导致骨吸收多于骨形成时,骨密度下降,骨质量下降,就可能发生骨质疏松。是否发生骨质疏松,主要取决于成年期获得的峰值骨量的高低和成年后的骨量丢失速度。

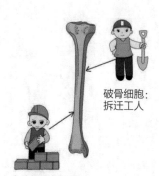

破骨细胞:
拆迁工人

成骨细胞:建筑工人

三、骨质疏松症好发于哪些人群?

随着年龄的增加,所有人的骨质会缓慢流失,因此,骨质疏松症可以发生在任何年龄段。但最常见的是以下人群:

1. 绝经期妇女　女性绝经后 5～10 年。女性绝经后雌激素水平会明显下降，从而导致体内激素平衡破坏，就会导致骨质部位异常地脱钙，引发骨质疏松症。

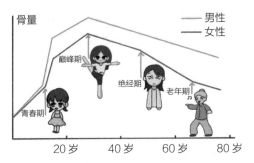

2. 70 岁以上中老年人群　在年轻的时候，主要是人体的成骨细胞工作，所以身体的总体骨量是增加的；人到中年后，成骨细胞和破骨细胞处于平衡状态，所以骨骼也不会出现问题；到老年之后，破骨细胞变得活跃起来，就可能出现骨质疏松症。

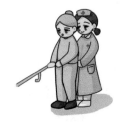

3. 肾衰竭患者　肾衰时，肾脏排磷减少，导致血磷升高，肠道吸收钙减少，血钙降低；同时，刺激甲状旁腺激素分泌增多，导致继发性甲状旁腺功能亢进，刺激破骨细胞工作，导致骨质脱钙及骨质疏松。另外高血磷还会使肾脏产生的活性维生素 D 减少，同样也会影响骨骼的形成。

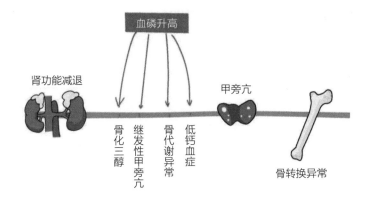

4. 口服特殊药物患者　目前最常见的药物是糖皮质激素。糖皮质激素会增加钙、磷的排泄，使骨质形成障碍。同时，糖皮质激素还会抑制成骨细胞活性，不利于骨质生成，从而导致骨质疏松的发生。

四、骨质增生和骨质疏松症是一回事吗？

不是!

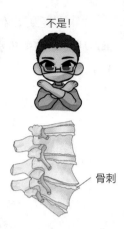

骨质增生是由于构成关节的软骨、椎间盘、韧带等软组织变性、退化，关节边缘形成骨刺，而出现骨质破坏，引起继发性骨质增生，导致关节变性，出现关节疼痛，活动受限等症状的一种疾病。临床上这两种疾病造成的慢性疼痛经常会同时出现在同一个患者身上。所以及时、准确的诊断对疼痛的有效治疗非常重要。

骨刺

五、诊断骨质疏松症需要做哪些检查？

1. 骨密度测定　常用的包括双能 X 线吸收检测法（DXA）和定量计算机断层照相术（QCT）两种测量骨密度的方法。其中 DXA 是诊断骨质疏松症的金标准。最常监测的部位是脊椎和髋部，不仅可以用来诊断骨质疏松症，也可以监测治疗效果。

2. 胸腰椎 X 线侧位片　判定骨质疏松性椎体压缩性骨折严重程度。

3. 骨转换生化标志物的测定　反映全身骨骼代谢的动态状况。

第二节 疾病危害

一、年纪大了一定会驼背、变矮吗？

有些中老年人觉得腰酸背痛、弯腰驼背、身材变矮等症状是年纪大了的自然现象。实际上，这很有可能是骨质疏松的表现。随着年龄增加，人体骨骼骨量丢失，椎体骨骼不能承受上一个椎体的压力，导致椎体压扁变形，甚至后突畸形，出现驼背、变矮等现象。及早预防和治疗将大大降低日后发生骨质疏松性骨折的风险。

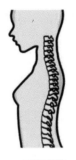 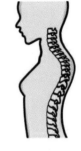

正常脊柱　　　　　　驼背脊柱

二、骨质疏松症会影响日常活动吗？

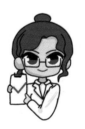 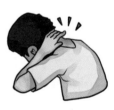

骨质疏松症最常见表现为全身骨骼疼痛，特别是腰背部、双膝、髋部等。常会因为在日常生活中搬运物体、攀爬楼梯、体位改变（翻身、起立、坐下、行走）时疼痛加重，而出现活动耐力下降。疼痛严重时还会影响睡眠，给日常生活带来不便。同时，骨质疏松症还可能导致脊柱变形、骨折，不仅影响患者形体，活动能力也会受到影响，生活质量明显下降。

三、骨质疏松症导致的最严重后果是什么？

骨质疏松症导致的最严重后果是骨折。

嚓

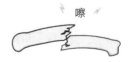

骨质疏松性骨折属于脆性骨折，即指日常生活中一些轻微动作就可以引起骨折，如咳嗽、打喷嚏、提重物或抱小孩，甚至用力呼吸等。患者往往没有明显的外伤史，也没受过外力的冲撞，骨折常常也不容易被感知，因此又被称为"静静的杀手"。

脆性骨折发生的常见部位为胸腰椎体、髋部、前臂远端和上臂近端。

骨质疏松症患者常因骨折导致脊柱弯曲、胸廓畸形，胸腔脏器功能受影响，可出现胸闷、气短、呼吸困难等现象。同时骨折发生后伴有不同程度的疼痛，会引起患者食欲减退、睡眠失调、生活质量下降等。严重的髋部骨折可能引起瘫痪，是老年患者长期卧床甚至死亡的重要因素。

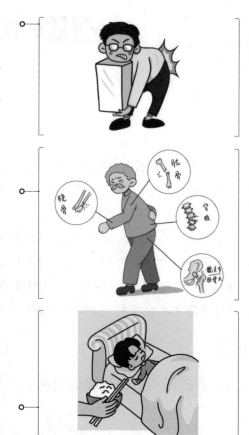

四、骨质疏松症患者容易出现哪些心理问题？

由于长期慢性疼痛、骨折、生活自理能力下降、反复治疗、身体外形改变、不能正常参与社会活动、对疾病预后担心以及家庭负担和经济压力等，都会引起骨质疏松症患者的心理变化，表现为睡眠障碍、食欲下降、抑郁、焦虑、恐惧等。因此，在日常生活中应注意关注患者心理变化，做好心理疏导工作。

常见心理疏导方法包括：①疾病相关知识讲解，增加患者信心；②转移患者注意力，例如阅读书籍，听音乐，看电视，运动；③尊重患者，鼓励患者参与力所能及的活动；④倾听患者，帮助其释放内心压力。

第三节　预防治疗

一、如何早期发现骨质疏松症?

普通人群可以自行进行骨质疏松症风险测试（表 2-1），高危人群建议定期进行骨密度检查。

表 2-1　国际骨质疏松基金会（IOF）骨质疏松症风险一分钟测试题

	编号	问题	回答
不可控因素	1	父母曾被诊断有骨质疏松或曾在轻摔后骨折?	是□　否□
	2	父母中一人驼背?	是□　否□
	3	实际年龄超过 40 岁?	是□　否□
	4	是否成年后因为轻摔后发生骨折?	是□　否□
	5	是否经常摔倒（去年超过一次），或因为身体较虚弱而担心摔倒?	是□　否□
	6	40 岁后的身高是否减少超过 3cm?	是□　否□
	7	是否体质量过轻?（BMI 值少于 19kg/m² ）	是□　否□
	8	是否曾服用类固醇激素（例如可的松，泼尼松）连续超过 3 个月?（可的松通常用于治疗哮喘、类风湿关节炎和某些炎性疾病）	是□　否□
	9	是否患有类风湿关节炎?	是□　否□
	10	是否被诊断出有甲状腺功能亢进或是甲状旁腺功能亢进、1 型糖尿病、克罗恩病或乳糜泻等胃肠疾病或营养不良?	是□　否□
生活方式（可控因素）	11	女生回答：是否在 45 岁或以前就停经?	是□　否□
	12	女士回答：除了怀孕、绝经或子宫切除外，是否停经超过 12 个月?	是□　否□
	13	女士回答：是否在 50 岁前切除卵巢又没有服用雌 / 孕激素补充剂?	是□　否□
	14	男性回答：是否出现过阳痿、性欲减退或其他雄激素过低的相关症状?	是□　否□
	15	是否经常大量饮酒（每天饮用超过两单位的乙醇，相当于啤酒 1 斤、葡萄酒 3 两或烈性酒 1 两）?	是□　否□

续表

	编号	问题	回答
生活方式（可控因素）	16	目前习惯吸烟，或曾经吸烟？	是□ 否□
	17	每天运动量少于 30min？（包括做家务、走路和跑步等）	是□ 否□
	18	是否不能食用乳制品，又没有服用钙片？	是□ 否□
	19	每天从事户外活动时间是否少于 10min，又没有服用维生素 D？	是□ 否□

结果判断：上述问题，只要其中有一题回答结果是"是"，即为阳性，提示存在骨质疏松症的风险，并建议进行骨密度检查或 FRAX 风险评估。

BMI：体质量指数；FRAX：骨折风险评估。

二、骨质疏松症如何合理膳食？

1. 摄入富含钙质的食物　每天需要摄入多少"钙"才能满足身体的需要？这里的"钙"是指"元素钙"。人在不同阶段，每天需要的元素钙是不同的（表 2-2）。

表 2-2　不同年龄段或状态需要的元素钙含量

年龄段或状态	每天需要的元素钙量 /mg
半岁以内的婴儿	400 ~ 600
青春期前后人群	1 000 ~ 1 200
健康的成年人（18 ~ 50 岁左右）	800
50 岁以上人群	1 000 ~ 1 200
孕妇、哺乳期	1 200

我国居民每日膳食约摄入元素钙 400mg。首选的补钙方法是从饮食中的乳制品中获得，最推荐的是牛奶。1ml 牛奶中约含 1mg 钙，因此每天 2 盒 250ml 的牛奶即可补充人体所需的大部分元素钙。

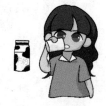

如果喝不惯牛奶，可选择食用豆浆、豆腐等豆制品补充钙剂。日常食用的虾皮虽然含钙量高，但其中的元素钙都是结合状态，不容易被人体吸收，并不是补钙的首选。骨头汤只有骨头里含有少量元素钙，汤汁含较多调味料、油脂、嘌呤，大量饮用不仅不能起到补钙的作用，反而容易增加高血脂、高尿酸甚至痛风的风险。另外，咖啡、浓茶、可乐都会加速钙的流失，也不建议饮用。

2. 选择低盐优质蛋白饮食　人体每排泄 1 000mg 钠，约同时代谢消耗 26mg 钙，因此骨质疏松症患者应选择低盐饮食。适量摄入蛋白质，研究发现若每日摄取 98g 蛋白质，则增加 26g 钙的流失。因而需要选择优质蛋白饮食，如鸡蛋、牛奶、瘦肉等。

3. 避免节食或吃得过饱　节食可能会导致人体内雌激素不足，影响钙与骨结合；而饱食又可能导致人体主导钙磷代谢的甲状旁腺激素分泌过多，使骨骼过分脱钙。因此，预防骨质疏松需要合理、健康的饮食习惯。

> 我不吃，我要减肥！

4. 增加富含维生素 D 的食物，补充足够的维生素 A、维生素 C 及含铁食物，以利于钙的吸收。

5. 不宜喝咖啡、浓茶等刺激性饮料。咖啡因可明显遏制钙在消化道中的吸收和促进尿钙排泄，造成骨钙流失，日久诱发骨质疏松。

三、骨质疏松症患者可以运动吗?

运动有利于骨骼获得高的骨量峰值，增加肌肉力量利于保护骨骼；增强身体协调能力，预防跌倒，降低骨折的发生危险性。因此推荐骨质疏松患者进行简单的运动。

1. 运动原则　个体化，循序渐进、持之以恒。

2. 运动时间　每周 3 ~ 4 次，每次 20 ~ 30 分钟。

3. 运动类型

（1）抗阻运动：如哑铃操等。

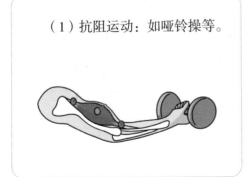

（2）有氧运动：如行走、慢跑、太极拳、舞蹈等。

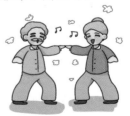

4. 运动的注意事项　运动强度以每次运动后出现轻微肌肉酸胀感和疲乏感，休息后次日这种感觉消失为宜。开始运动前应咨询医生，进行相关评估，根据医生建议和自身情况选择适合的运动项目。

四、骨质疏松症患者为什么要多晒太阳?

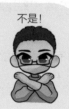

阳光中有大量紫外线，可以使皮肤产生维生素 D。维生素 D 可以促进钙的吸收。因此晒太阳是预防骨质疏松症的一种简单、有效的方法。

每天晒太阳 15~30 分钟左右，冬季上午 11:00 到下午 3:00 之间最合适。尽量不要隔着玻璃晒太阳，也不要涂抹防晒霜或打伞。避免在太阳下曝晒，同时注意保护眼睛。

五、治疗骨质疏松症只需要吃钙片吗?

骨质疏松症的治疗是综合性的，除了补充钙片和维生素 D 外，必须联合抗骨质疏松药物，才能达到理想的疗效。

不是!

六、怎样正确服用钙片?

吃完钙片，该睡觉了

（一）最佳服用时间

每天临睡前。由于睡眠中血液里的一部分钙进入尿液，为了维持正常的血钙水平，得动用人体骨骼中的钙。临睡时补钙可以为夜间钙调节提供钙源，阻断动用骨钙。

（二）钙剂的选择

碳酸钙含钙量高，吸收率高，但常见上腹不适和便秘等不良反应。枸橼酸钙水溶性较好，胃肠道反应小，但含钙量较低，适用于胃酸缺乏和有肾结石风险的患者。

（三）服用注意事项

应注意和高钙食物分开服用，如牛奶等，否则会相互影响钙的吸收。最好单独服用，与其他药物间隔一个小时以上。可以分次补充，吸收率更高。还应定期检测血钙、尿钙水平，避免高钙血症的发生。

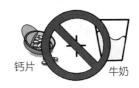

钙片　　　　　　牛奶

七、常用的抗骨质疏松药物有哪些？

规范化的骨质疏松症治疗方案除了饮食、运动、补钙等基础治疗外，还应在医生的指导下联合进行抗骨质疏松药物治疗，缺一不可。常见的抗骨质疏松药物见表2-3。

表2-3　常用抗骨质疏松药物

药物类别	禁忌证	使用方法	注意事项
骨吸收抑制剂			
双磷酸盐类			
阿仑膦酸钠	食管疾病；不能保持直立30min者；肌酐清除率小于35ml/min；孕妇和哺乳期妇女	空腹；200～300ml白水送服；服药后30min内避免平卧，保持直立体位；期间避免进食牛奶等食物或任何药物	胃及十二指肠溃疡、反流性食管炎慎用
唑来膦酸	肌酐清除率小于35ml/min者；孕妇和哺乳期妇女；有过敏史	静脉滴注至少15min；药物使用前应充分水化；每年使用一次	输注药物后可能出现一过性发热、肌肉关节疼痛等流感样症状，多在1～3天内缓解，严重者可予非甾体类解热镇痛药对症处理
鲑降钙素类	有过敏史	有鼻喷及注射两种制剂	少数患者使用后出现面部潮红、恶心等不良反应
雌激素类	雌激素依赖性肿瘤、血栓性疾病、不明原因阴道出血、活动性肝病和结缔组织病禁用；子宫肌瘤、子宫内膜异位症、有乳腺癌家族史、胆囊疾病和垂体泌乳瘤者酌情慎用	有口服、经皮和阴道用药多种制剂	绝经早期开始用（60岁以前或绝经不到10年）收益更大。每年进行乳腺和子宫等相关检查

续表

药物类别	禁忌证	使用方法	注意事项
骨形成促进剂			
甲状旁腺激素类似物	肌酐清除率小于35ml/min者；并发畸形性骨炎、骨骼疾病放射治疗史、肿瘤骨转移及并发高钙血症者；小于18岁的青少年和骨骺未闭合的青少年；对本品过敏者	皮下注射	监测血钙水平；治疗时间不超过2年
其他			
活性维生素D及其类似物			
α-骨化醇/骨化三醇	高钙血症者	口服	监测血钙和尿钙，肾结石者慎用

八、如何减轻骨质疏松症的疼痛？

1. 规范的抗骨质疏松药物治疗。

2. 对症处理可遵医嘱口服非甾体类药物，还可以通过医生指导下的按摩、理疗和湿热敷等缓解疼痛。

3. 分散注意力放松，如听音乐、看书、与家人聊天。

4. 疼痛严重的患者建议卧床休息，必要时可睡硬板床。

九、骨质疏松症患者骨折了怎么办？

及时至医院就诊，明确骨折部位及严重性，进行相应治疗。治疗方法有两种，一种是保守治疗，以卧床休息为主，结合药物治疗或物理治疗。另一种是手术治疗，如椎体成形术或骨科手术。

十、骨质疏松症患者如何预防跌倒？

骨质疏松症患者的骨骼非常脆弱，若发生跌倒，发生骨折的风险将会增加。

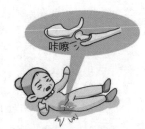

1. 确保环境安全 保证充足的光线、周围环境没有障碍物、常用物品置于易取处、厕所装有辅助站立器材、地面清洁干燥。

2. 穿防滑鞋和长短适合的裤子。

3. 口服特殊药物，如降糖药、降压药、镇静安眠药等，动作应缓慢，必要时使用手杖和助行器，紧急情况及时呼救。

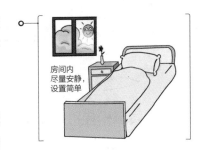

房间内尽量安静，设置简单

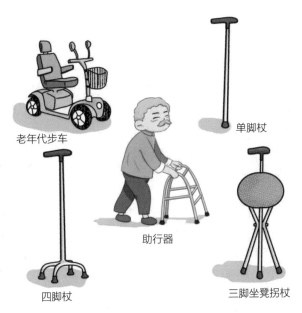

老年代步车

单脚杖

助行器

四脚杖

三脚坐凳拐杖

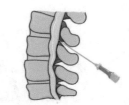

第四节 特殊情况

一、骨质疏松症可以手术治疗吗？

骨质疏松症出现椎体压缩性骨折的患者可以手术。

（一）手术方式

一般选择经皮椎体成形术，是一种微创治疗方式，在影像设备引导下，通过特制的注射针将生物制剂聚丙烯酸甲酯（俗称骨水泥）注入变形的椎体中，以稳定其形态，可明显减轻骨折引起的疼痛。

（二）手术注意事项

1. 手术前需要提前 2 天开始训练俯卧位手术姿势。

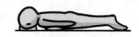

2. 手术当天行皮肤清洁，更换衣裤，禁食禁饮 4 小时。

3. 术后返回病房应用 3 人搬运法移动患者，平卧制动休息，严密观察有无腰背部穿刺处疼痛，呼吸困难、心累气紧、手脚麻木等症状。

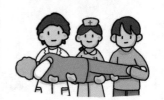

二、长期卧床的骨质疏松症患者如何护理？

长期卧床会导致皮肤压力性损伤、坠积性肺炎、泌尿系感染、深静脉血栓等多种严重并发症。此外，由于卧床肢体得不到锻炼，会加速骨量的流失，出现关节僵硬、肌肉萎缩等。

（一）预防压疮

勤翻身，侧卧角度不可超过 60°，可主动或被动按摩肌肉。

（二）预防肺炎

注意观察有无发热、咳嗽等症状，协助患者排痰，咳嗽。如果自身无力排痰，照顾者由下向上、由外向

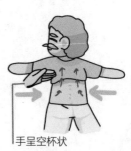

手呈空杯状

内拍背，必要时遵医嘱抗感染治疗。

（三）预防尿路感染

保持外阴清洁，多饮水，观察有无发热、尿频、尿急、尿痛等症状。

（四）预防深静脉血栓

下肢抬高 30°，宜食清淡低盐低脂易消化饮食，多饮水，观察肢端皮温、颜色等。

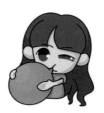

（五）床上运动

1. 深呼吸运动　一组 10 次，每天 3 组。

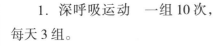
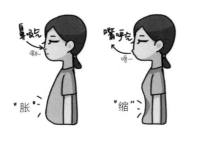

2. 吹气球训练　一组 10 次，每天 3 组。

3. 双手握拳训练　一组 10 次，每天 3 组。

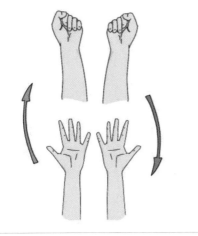

4. 肘关节屈伸训练　一组 10 次，每天 3 组。

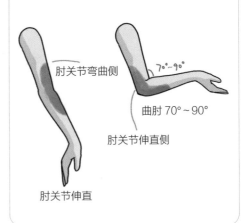

肘关节弯曲侧

70°~90°

曲肘 70°~90°

肘关节伸直侧

肘关节伸直

5. 踝泵训练　一组10次，每天3组。

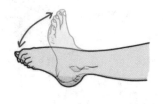

6. 髋膝关节屈伸训练　一组10次，每天3组。

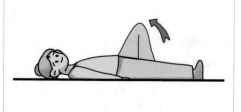

7. 长期卧床患者比较焦虑、烦躁，及时给予心理护理，减轻心理负担。

（苏兰　刘明）

第三章 漫话痛风症

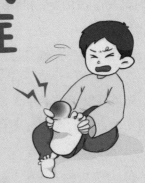

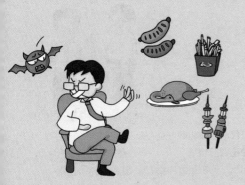

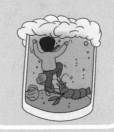

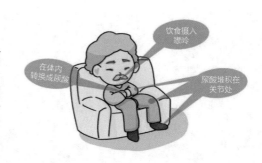

第一节 基础知识

一、什么叫痛风?

痛风是指由于尿酸排泄异常、嘌呤代谢紊乱等原因,造成人体血尿酸升高,过多的尿酸盐沉积在骨关节、肾脏、皮下等部位所引发的炎症和组织损伤。

在体内转换成尿酸
饮食摄入嘌呤
尿酸堆积在关节处

二、年轻人会得痛风吗?

痛风好发于中老年人,但是随着目前生活方式的改变,患有痛风的年轻人也越来越多。年轻人患病主要与一些不良的生活习惯有关,如摄入过多的高脂、高糖、高嘌呤食物,缺乏锻炼,体重超标等。还有少数年轻人痛风的发病与遗传体质有一定关系,20% 的痛风患者存在家族史。

你快吃啊
痛风
油炸食品
烟熏食品
烧烤
高嘌呤食物

三、肥胖与痛风有关吗?

肥胖会增加尿酸合成和降低肾脏对尿酸的排出,是痛风的重要诱因之一。患者应将体重维持在理想范围(BMI=18.5～23kg/m^2)。减重不宜过快,每月 1～2kg 为宜,以免引起组织分解,造成大量嘌呤代谢增加和尿酸盐的产生,引起急性痛风发作。

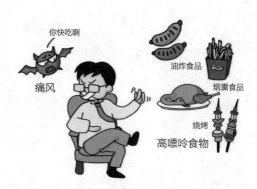

为什么胖的人容易得痛风

	体型肥胖	体型正常
肾脏代谢尿酸功能	变差	正常
内分泌调节功能	变差	正常
胰岛素(抑制尿酸功能)	增多	正常

四、关节痛一定是痛风吗？

关节疼痛虽然是痛风最突出、也最具特征性的临床表现，但引起关节疼痛的原因众多，痛风仅仅是其中之一。其他疾病，如骨关节炎、类风湿关节炎、强直性脊柱炎、纤维肌痛等，也可导致关节疼痛。

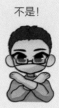

不是！

五、为什么痛风会反复发作呢？

痛风是否反复发作主要取决于血尿酸水平的高低。导致其复发的诱因主要有：

1. 治疗不规范 很多患者痛风症状一消失就自行停药。此时人体对尿酸的排出能力较低，如不依据尿酸水平调整而随意停止服药，则可能会导致尿酸在体内不断蓄积至超标，引起痛风再次急性发作。因此痛风需要长期服药，以控制尿酸在正常水平，预防痛风急性关节炎的发作。

2. 饮食结构不合理 摄入过多的高嘌呤食物。

3. 压力过大 过度悲伤、恐惧、沮丧、紧张等精神压力，都会导致尿酸的代谢异常，使内源性的尿酸急剧上升，从而导致痛风的复发。

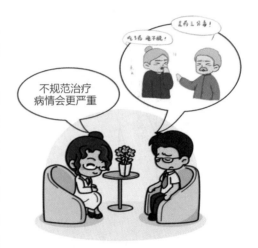

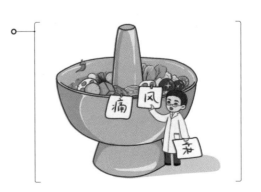

六、诊断痛风需要做哪些检查?

1. 血尿酸　正常成年男性血尿酸值为 208~416μmol/L,女性为 149~358μmol/L。

2. 关节腔穿刺检查　对病变的关节腔进行穿刺抽液,将关节液或痛风石的内容物进行检查,这是诊断痛风的金标准。

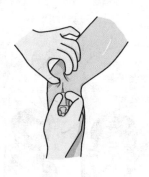

3. X 线或 CT　对于不能通过关节腔穿刺确诊,而且临床上的表现不典型的疑似痛风患者,可对病变关节进行 X 线或 CT 检查来辅助诊断。

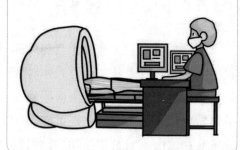

第二节 疾病危害

一、痛风急性发作时有什么表现?

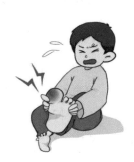

关节局部红、肿、热、痛,且疼痛进行性加剧,6～12小时达到高峰。首次发作多为单个关节,以第一跖趾关节最为常见,上下肢其他关节也可受累。发作呈自限性,数天至2周自行缓解。

二、痛风发作时尿酸正常是误诊吗?

多数痛风患者都会出现血尿酸水平升高,但有一部分患者在急性发作期检查血尿酸却是正常。可能的原因是:

1. 发作期间身体作出一些快速应激反应,降低了尿酸水平。
2. 发作期间疼痛难忍,患者减少了导致尿酸高的行为,比如不再继续吃高嘌呤食物等。

三、痛风为什么会出现关节变形?

痛风患者体内的尿酸盐以结晶形式沉积在关节软骨、骨质、滑膜、肌腱和皮下组织,会引起慢性炎症反应,炎症反复发作可发展为多关节受累,并从急性期的关节局部肿胀发展到局部骨质缺损和关节畸形。

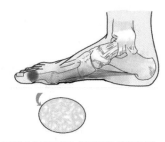

尿酸盐以结晶形式沉积在关节软骨

四、什么是"痛风肾"?

"痛风肾"顾名思义是由痛风导致的肾病,又叫痛风性肾病,是由于血液中尿酸盐浓度增高达到饱和状态,尿酸盐结晶沉积于肾脏而引起肾结石、间质性肾炎和急慢性肾衰竭等病变，是引起慢性肾病和肾功能恶化的重要原因。控制高尿酸血症是治疗痛风肾的根本。

五、痛风患者会出现哪些心理问题?

(一)失望

反复治疗后效果不理想，或周围的人和社会对患者的关心不够，以至于影响到工作及生活，容易使患者的自尊心受到打击，表现出情绪低落、唉声叹气、被动治疗甚至拒绝治疗。

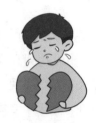

(二)焦虑

痛风是终身性疾病，容易反复发作，且发病急，同时伴有剧烈的疼痛，活动受限，患者易产生焦虑心理。

(三)愤怒情绪

因为病情反复发作导致"怨天尤人"，甚至迁怒于与事件无关的人，情绪处于十分不稳定状态。

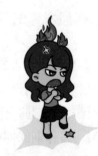

(四)常见的自我心理疏导方法

1. 转移注意力，例如阅读书籍，看电视。

2. 在休息时多做慢节律运动，例如瑜伽，太极，有助于调节心情。

3. 学会向别人倾诉，释放内心压力，例如和亲人诉说。

4. 生活规律，保证睡眠。

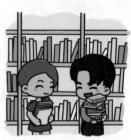

第三节 预防治疗

一、痛风患者如何健康地吃？

健康生活方式是痛风非药物治疗的基础，而合理饮食更是预防痛风急性发作的关键。痛风患者的健康饮食原则主要包括：

1. 控制肉类、海鲜、动物内脏、豆类等高嘌呤食物的摄入，尽量以蛋、奶、谷类、麦类、蔬菜、水果等不含嘌呤或低嘌呤食物为主（表3-1）

表3-1 常见食物嘌呤含量表

	不含嘌呤或嘌呤含量极少	低嘌呤（嘌呤含量＜75mg/100g）	中嘌呤（75mg/100g＜嘌呤含量＜150mg/100g）	高嘌呤（嘌呤含量≥150mg/100g）
谷薯类	五谷类（大米、小米、大麦、小麦、荞麦、高粱、糙米）、面粉、通心粉、挂面、麦片、糯米、薏米、米粉、燕麦、白面包、馒头、淀粉、面线	麦麸		
蔬菜类	白菜、卷心菜、胡萝卜、芹菜、莴苣、茄子、番茄、黄瓜、苦瓜、冬瓜、南瓜、丝瓜、西葫芦、萝卜、山芋、土豆、玉米、生竹笋、洋葱、油菜、茼蒿、韭黄、空心菜、荠菜、芥菜、芥蓝、韭菜花、青椒、木耳、姜葱蒜	芦笋、四季豆、菠菜、蘑菇、海带	豆芽	紫菜、香菇

续表

	不含嘌呤或嘌呤含量极少	低嘌呤（嘌呤含量 < 75mg/100g）	中嘌呤（75mg/100g < 嘌呤含量 < 150mg/100g）	高嘌呤（嘌呤含量 ≥ 150mg/100g）
水果及水果制品	各类新鲜水果及果干、果酱等	果脯、果酱		
肉禽蛋乳及水产品	各种蛋类、鲜奶、炼乳、酸奶、乳酪	羊肉、火腿、鸡肉、猪血、猪皮、海参、海蜇皮、海藻、青鱼、鲑鱼、鲫鱼、金枪鱼、白鱼、龙虾、螃蟹、乌贼、牡蛎、海参、鱼丸	猪肉、牛肉、兔肉、鸭、鹅、鸽、鹌鹑、鳝鱼、鳗鱼、鲤鱼、草鱼、鳕鱼、乌鱼、熏肉、腊肉、虾	猪肝、猪小肠、脑、胰脏、白带鱼、沙丁鱼、凤尾鱼、蛤蜊、秋刀鱼、干贝、生蚝、小鱼干
豆类及豆制品		青豆、豌豆、大豆、豆浆、豆腐、豆干	黑豆、绿豆、黄豆	
坚果及其他	各类坚果及干果、蜂蜜、巧克力、苏打饼干		花生、芝麻、干葵花籽、腰果、肉汤、银耳	火锅汤、酵母粉

各类肉汤、海鲜汤等在烹饪过程中会有大量嘌呤溶解在汤中，因此在日常生活中应减少饮用。火锅的锅底是熬制的各种高汤，同时往往搭配各类动物内脏及肉类，因此嘌呤含量超标，也不推荐食用。

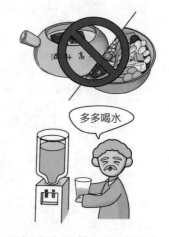

多多喝水

2. 多饮水　每天饮水 2 ~ 3L，以保证每天尿量在 2 000ml 以上，有利于尿酸排泄。建议分次饮用，早、中、晚各一次，每次饮水量达 500ml。有研究提示，饮用柠檬水（如 1 ~ 2 个鲜柠檬切片加入 2 ~ 3L 的水中）有助于降尿酸。

3. 鼓励多食碱性食物，如牛奶、鸡蛋、马铃薯、柑橘类水果等，有助于减少体内尿酸盐结晶的沉积。

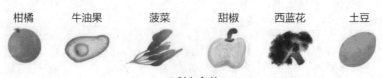

| 柑橘 | 牛油果 | 菠菜 | 甜椒 | 西蓝花 | 土豆 |

碱性食物

4. 每日总热量尽量控制在 1 200 ~ 1 500kcal，蛋白控制在 40 ~ 65g，脂肪在 60g 以下，避免过高的脂肪和蛋白抑制尿酸排泄。

二、痛风患者可以喝酒吗？

应限制饮酒，尤其是啤酒和烈性酒，红酒可适当饮用。酒精代谢会导致尿酸产生增加，同时产生乳酸，竞争性抑制肾脏对尿酸的排泄。啤酒嘌呤含量较高，且一般饮用量都比较大，常常还会同时食用烧烤、火锅、海鲜等高嘌呤食物，从而使嘌呤的摄入量增多，因此应避免饮用。

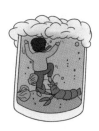

三、单纯尿酸高需要治疗吗？

高尿酸血症是急性痛风性关节炎发作的主要诱因，血尿酸水平越高，持续时间越长，发展为痛风的可能性就越大。但是仅有 10% ~ 20% 的高尿酸患者会发生痛风，绝大部分除血尿酸偏高外没有任何症状，这段时期被称作"无症状高尿酸血症期"。但临床研究显示，即使无症状高尿酸血症不发作痛风，亦会合并糖尿病、高血压、肾损伤和心血管疾病等，尤其当血尿酸 ≥ 540μmol/L 时，此类患者可能在毫无征兆的情况下，出现猝死等严重并发症，因此更需要将尿酸控制在正常水平。

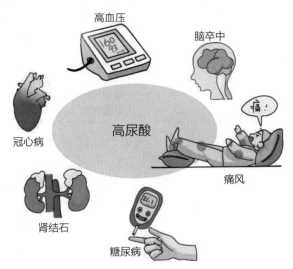

四、治疗痛风的常用药物有哪些?

治疗痛风的常用药物主要包括急性期和慢性期使用的药物（表 3-2）。

表 3-2　常用治疗痛风药物

疾病分期	药物类别	代表药物	注意事项
急性期	非甾体抗炎药（急性关节炎期的首选药物）	吲哚美辛、双氯芬酸钠、美洛昔康、萘普生，COX-2 抑制剂等	对胃黏膜有一定损害，宜在饭后服用，或者加用胃黏膜保护剂。服用过程中还需要密切观察是否有消化道溃疡或消化道出血的发生
	秋水仙碱（急性痛风性关节炎的传统药物）		首选口服用药，可能出现恶心、呕吐、腹泻等严重胃肠道反应。不推荐静脉用药，可能引起脱发、肝损害、肾衰竭、再生障碍性贫血等严重不良反应，药液外漏还可能引起组织坏死
	糖皮质激素（不耐受非甾体抗炎药、秋水仙碱或出现肾功能不全时）		停药后症状容易反复
慢性期	抑制尿酸生成	别嘌醇和非布司他	服用别嘌醇可能出现皮疹、发热、胃肠道反应、肝损害、骨髓抑制等副作用。部分还可能出现剥脱性皮炎等超敏反应，合并肾功能不全的患者需要谨慎使用
	促进尿酸排泄	苯溴马隆和丙磺舒	可能出现皮疹、发热、胃肠道反应等。同时，使用该类药物时，需大量饮水、口服碳酸氢钠等，以预防尿路结石
	碱化尿液	碳酸氢钠（小苏打）和枸橼酸钾钠	碳酸氢钠服用后可能出现腹胀、嗳气等胃肠道反应，并刺激胃酸分泌增加，长期大量服用可能诱发水肿、心衰。枸橼酸钾钠服药需要监测血压和血钾

五、为什么运动后反而痛风发作呢?

运动有利于控制体重，降低尿酸。低强度的有氧运动可降低痛风发病率。鼓励非急性期患者进行低强度运动，如慢跑、太极拳等。运动次数以每周 4 ~ 5 次为宜，

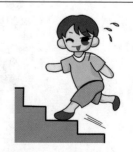

每次 0.5 ~ 1 小时。

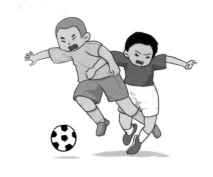

　　一般不主张痛风患者参加中高强度的运动或长时间体力劳动，例如打球、跳跃、跑步、爬山、长途步行等。剧烈的运动可能导致出汗增加，血容量下降，肾血流量下降，尿酸排泄减少，出现一过性高尿酸血症，诱发痛风急性发作。如果运动后身体疼痛超过 1 ~ 2 小时，应停止此项运动。

　　运动期间或运动后，应适量饮水，促进尿酸排泄。避免快速大量饮水，以免加重身体负担。因低温容易诱发痛风急性发作，运动后应避免冷水浴。

第四节 特殊情况

一、痛风急性发作怎么办？

1. 在痛风急性发作 24 小时内尽早开始消炎镇痛治疗。同时观察有无发热、头痛等伴随症状，并给予相应处理。

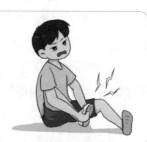

2. 严格卧床休息，病变关节制动，避免负重和受压，抬高患肢 15°～30°，直至缓解后 72 小时方可开始轻微活动。

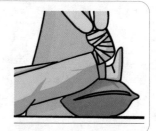

3. 关节处可给予 25% 硫酸镁湿敷。不宜针灸或按摩，避免受累部位损伤。

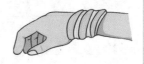

4. 多饮水，每日饮水量应在 2 000ml 以上。

二、痛风石如何护理？

痛风石的形成是痛风慢性期的重要临床表现。痛风石可出现在关节、肌腱、皮下、内脏等部位，形状可如芝麻也可如鸡蛋，主要分布在手指、腕、肘、耳郭、第一跖趾关节等地方。软硬不一，少数较小质软的可消失，但多数长期存在，影响关节功能。部分因为尿酸盐结晶可破溃出体表，并形成瘘管或溃疡，严重可导致截肢。

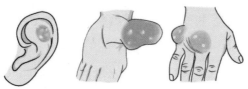

1. 对于痛风石形成并破溃患者，可局部换药，必要时行外科手术治疗。

2. 对痛风石导致关节畸形的患者，应注意减少关节压迫，穿宽大鞋袜，避免外伤。为防止肌肉萎缩，还应鼓励患者进行适当关节活动。

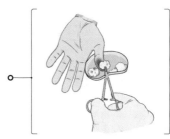

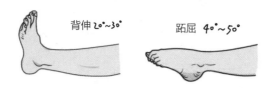

背伸 20°~30°　　　跖屈 40°~50°

3. 最重要的是在医生指导下坚持服药，维持血尿酸在正常范围，预防痛风急性发作和尿酸盐继续沉积。

（叶子澂　刘明）

109

第四章 漫话甲状腺功能亢进症

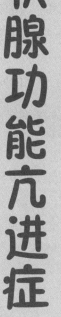

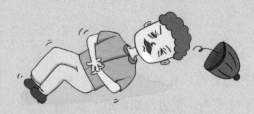

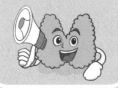

第一节 基础知识

一、什么是甲状腺功能亢进症?

甲状腺功能亢进症(hyperthyroidism)简称甲亢,是指甲状腺本身的病变引发的甲状腺毒症。甲状腺毒症是指由于甲状腺本身或甲状腺以外的多种原因引起的甲状腺激素增多,进入循环血中,造成机体的神经、循环、消化等各系统的兴奋性增高和代谢亢进为主要表现的疾病的总称。弥漫性毒性甲状腺肿(Graves 病)是 80% 以上甲亢的发病原因。

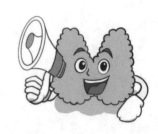

二、为什么会得甲亢?

甲亢分为原发性甲亢和继发性甲亢。

(一)原发性甲亢

由甲状腺本身的病变所引起,以弥漫性毒性甲状腺肿(Graves 病)最常见,约占全部甲亢的 80% ~ 85%,其发病机制尚未完全清楚,目前认为主要和三个因素有关。

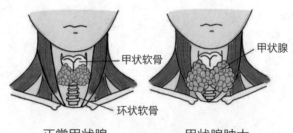

正常甲状腺   甲状腺肿大

1. 自身免疫因素　正常情况下,人体免疫系统能够正确识别自身组织和外来有害因素,通过产生特异性抗体抵御外来有害因素的侵袭,保持身体健康。当某些因素干扰了人体免疫系统,使其不能正确识别自身组织时,就会产生针对自身组织的特异性抗体，影响其功能，产生疾病。甲亢即是一种自身免疫紊乱性疾病。在甲亢患者体内可以检测出多种相关抗体，包括抗甲状腺球蛋白抗体（TGAb）、抗甲状腺过氧化物酶抗体（TPOAb）等，这些抗体仅在患有自身免疫性甲状腺疾病时能检出。

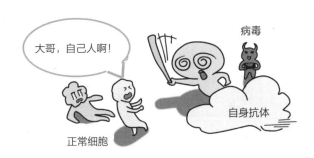

2. 遗传因素　多数认为该病与遗传基因密切相关。家族中常可见到先后发病的病例，且多为女性，男女发病比例约为 1：4～6，患者约有一半的亲属血液中可查见甲状腺自身抗体。

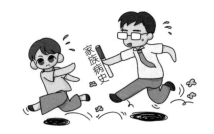

3. 环境因素　包括感染、严重的精神刺激或创伤等。

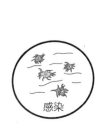 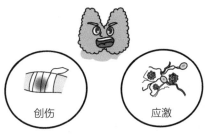 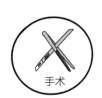

感染　　　　创伤　　　　应激　　　　手术

（二）继发性甲亢

相对于原发性甲亢而言，多继发于结节性甲状腺肿或甲状腺腺瘤（高功能腺瘤或毒性甲状腺腺瘤），约占甲亢的 10%～30%。

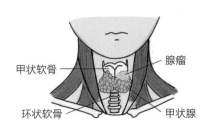

甲状软骨　　腺瘤

环状软骨　　甲状腺

三、怎么看甲状腺功能检查报告？

甲状腺功能（简称甲功）检查是通过抽血化验得到，主要包括甲功五项：促甲状腺激素（thyroid-stimulating hormone，TSH）、血清总甲状腺激素（total thyroxine，TT4）、血清游离甲状腺激素（free thyroxine，FT4）、血清总三碘甲状腺原氨酸（total triiodothyronine，TT3）、血清游离三碘甲状腺原氨酸（free triiodothyronine，FT3）（表4-1）。

表4-1 甲功报告分析

项目	来源和意义	正常值	甲亢	亚临床甲亢	甲减	亚临床甲减
TSH	垂体分泌，促进甲状腺细胞增生和甲状腺激素分泌，受促甲状腺激素释放激素（下丘脑分泌）和甲状腺激素水平调节	0.27~4.2mU/L	↓	↓	↑	↑
TT4	甲状腺分泌，促进物质代谢和生长发育，是判断甲状腺功能和下丘脑–垂体–甲状腺轴功能的重要指标	65~156nmol/L	↑	正常	↓	正常
TT3	甲状腺分泌，是诊断甲状腺功能亢进症的特异性指标，对估计甲状腺功能亢进症有无复发有重要参考意义	1.8~2.9nmol/L	↑	正常	↓	正常
FT4	甲状腺分泌，甲状腺功能体外试验的敏感指标，对甲亢和甲减的诊断、病情严重程度评估、疗效监测有重要意义。甲减时最先降低，对甲减诊断优于FT3	9~25pmol/L	↑	正常	↓	正常
FT3	甲状腺分泌，在甲亢早期或复发初期最先升高，对甲亢诊断意义大	2.1~5.4pmol/L	↑	正常	↓	正常

注：甲功正常值因检查方法不同而有所差异，具体使用时请参考各医院的参考值。

第二节 疾病危害

一、甲亢是如何影响生活的?

甲状腺激素主要作用是促进体内物质和能量代谢，包括促进糖类、蛋白质和脂肪的氧化分解，促进身体和智力发育，提高神经系统尤其是交感神经系统的兴奋性。甲亢时，躯体分泌了过多的甲状腺激素，导致代谢增高、神经 - 精神兴奋性增加，出现多汗怕热、易饥多食、消瘦乏力、烦躁易怒、心慌手抖、眼球突出等症状。

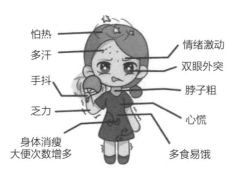

怕热
多汗
手抖
乏力
身体消瘦
大便次数增多
情绪激动
双眼外突
脖子粗
心慌
多食易饿

二、甲亢"最要命"的并发症是什么?

甲状腺危象，简称甲亢危象，是甲状腺毒症急性加重的综合征。在甲亢未能及时有效得到控制的基础上，遭遇一些应激因素如急性感染、精神刺激、外伤手术等的激发，使甲亢症状极度加重，危及患者生命。甲亢危象是甲亢的严

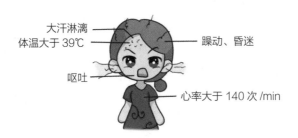

大汗淋漓
体温大于 39℃
呕吐
躁动、昏迷
心率大于 140 次 /min

重并发症，死亡率20%以上，典型症状包括：高热（体温超过39℃），脉速（脉率＞140次/min），大汗淋漓、躁动、谵妄、呕吐、腹泻，严重者可出现心力衰竭、休克及昏迷等。

三、甲亢患者为什么会突然动不了了？

人体运动主要依靠神经、肌肉完成。神经、肌肉（包括心肌）活动需要相对恒定的钾离子浓度维持。甲亢时，钾和糖类物质代谢紊乱，引起血钾降低，导致神经、肌肉（包括心肌）不能正常工作，出现双上肢、下肢及躯干的发作性软瘫，以下肢瘫痪更常见，严重者出现严重心律失常和呼吸肌麻痹。

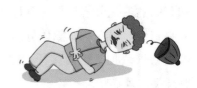

四、甲亢患者为什么容易心累？

过多甲状腺激素通过对心脏的直接毒性作用或间接影响引起的内分泌代谢紊乱性心脏病，称为甲状腺功能亢进性心脏病，简称甲心病。表现为心脏扩大、心房纤颤、心肌梗死、心力衰竭等一系列心血管症状和体征。患者常感觉心累、心悸、气紧、胸口不适。多数甲心病会随着甲亢病情的控制而逐渐减轻或消失。

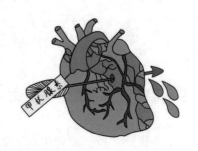

五、甲亢患者为什么容易感冒？

甲亢时，一方面大量甲状腺激素抑制骨髓造血功能，另一方面服用抗甲状腺药物（如：丙硫氧嘧啶、甲巯咪唑）也可能出现白细胞减少、粒细胞缺乏的副作用，使抵抗力下降，易于感染。

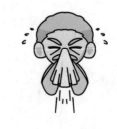

六、甲亢患者为什么眼睛变得"又大又亮"？

（一）良性突眼

又叫非浸润性突眼，多与甲状腺激素使交感神经兴奋性增高，导致眼外肌和上睑肌张力增高有关，较常见。一般双侧对称，偶有一侧眼球突出先于另一侧。常表现为惊恐表情，睑裂增宽，两眼直瞪，瞬目较少，眼内聚合不佳，眼向下看时上眼睑固定后缩而不能跟随眼球下落，眼向上看时前额皮肤不能皱起。

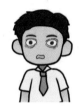

（二）恶性突眼

又叫浸润性突眼，较少见，病情较严重，可见于甲亢不明显或无高代谢征的患者中。由于攻击甲状腺的免疫细胞被球后成纤维细胞吸引，引起免疫反应，导致眼眶局部出现非感染性炎症反应，表现为畏光流泪、眼内异物感、眼球活动受限、复视和斜视、眼睑闭合不良、易发生角膜炎和溃烂，甚至角膜混浊或穿孔以至失明。

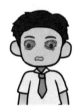

七、甲亢患者为什么皮肤变黄了？

甲亢引起物质分解代谢增强，肝脏负担加重，肝细胞相对缺氧而导致肝功受损，部分人群服用硫脲类抗甲状腺药物后也会出现肝功损伤的副作用，导致胆红素代谢障碍而引起血清内胆红素浓度升高，出现黄疸。表现为巩膜、黏膜、皮肤及其他组织被染成黄色。

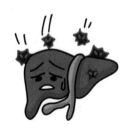

第三节 预防治疗

一、甲亢可以根治吗?

甲亢治疗方法主要有抗甲状腺药物治疗、放射性碘治疗、手术治疗三种,应根据病情选择合适治疗方法。

（一）抗甲状腺药物治疗

主要的药物有丙硫氧嘧啶、甲巯咪唑等,适用于病情轻、甲状腺轻、中度肿大的人群,全程足量服药可以治愈甲亢,但疗程长,有部分复发。

按时、按量遵医嘱服药!

（二）放射性碘（I-131）治疗

该方法利用 I-131 的放射性属性和甲状腺对碘的高摄取功能,通过口服一定量的 I-131 被甲状腺摄取后,I-131 释放的 β 射线集中照射功能亢进的甲状腺细胞,破坏其结构,阻断其合成、分泌甲状腺激素的功能,达到治疗甲亢的目的。复发率相对较低,主要的并发症是甲状腺功能减退症。

Biu~ β 射线

神奇的碘 -131

（三）手术治疗

通过手术切除部分或全部甲状腺达到治疗目的,复发率相对较低,主要并发症有永久性甲减、甲状旁腺功能减退症、喉返神经受损等。

我来拯救你了!

肿瘤

甲状腺

二、口服抗甲亢药要注意些什么?

服用抗甲状腺药物的总疗程根据个体差异有所不同,通常需 1~2 年。过程中务必坚持规律全程服药，定期复查甲功，监测药物的副作用，如过敏反应、肝脏损害、白细胞减少、粒细胞缺乏、药物性狼疮等。

三、如何配合 I-131 治疗？

1. 治疗前 2 周禁食含碘丰富的食物和药物，如海产品、含碘的复合维生素等；按医嘱规范服用或停用抗甲状腺药物，避免诱发甲亢危象。

2. 服用 I-131 后 2 小时内禁食，如已知可能呕吐，提前服用止吐药物。

两小时内
禁饮禁食

3. 治疗后注意事项

（1）治疗后注意休息，保证营养，增强抵抗力，预防感染，不要挤压颈部。

（2）治疗后 2 天内多饮水，及时排尿，便后即刻冲洗便池。

（3）1 周内避免与他人近距离长时间（1m 之内，超过 3 小时）接触，2 周内避免与婴幼儿及孕妇密切接触，避免与他人共用餐具。

（4）定期复查甲功，观察其并发症。

四、如何配合手术治疗？

（一）术前控制甲功和口服碘剂

手术前服用抗甲状腺药物将甲状腺功能恢复正常状态。提前口服无机碘（如：碘化钾、卢戈氏液）以减少术中出血及预防术后出现甲状腺危象。由于高浓度碘液易损伤口腔黏膜，故需要用吸管并大量清水送服，以减少与口腔黏膜的接触。

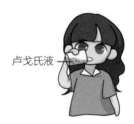

卢戈氏液

（二）手术后观察

1．观察创口出血，预防感染。

2．减少探视，避免用手碰触伤口，伤口敷料浸湿时及时更换。

3．注意并发症 喉返神经损伤可出现声音嘶哑，呛咳；甲状旁腺功能减退出现口周或指端麻木，抽搐。出现上述症状及时反馈医务人员进行处理，并定期门诊随访，监测甲状腺功能。

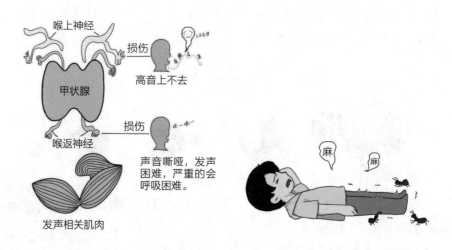

五、甲亢患者怎样科学地安排膳食？

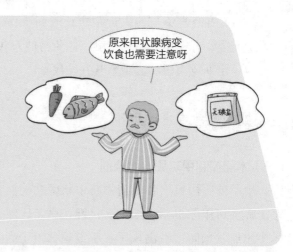

甲亢是高代谢疾病，机体消耗大，宜进食高热量、高蛋白、高维生素、低膳食纤维饮食，避免含碘高的食物，如：海带、紫菜等海产品。注意补充液体，甲亢会导致神经兴奋性增加，故忌咖啡、浓茶等兴奋性饮料，以减少不良刺激。

六、甲亢患者可以运动吗?

规律运动可以帮助改善生活质量，保持良好的肌肉张力。其中，负重运动，如行走（利用自身重力）、举哑铃（利用器械重力）等可以有效维持骨密度。患者应根据自己的情况量力而行，尽量选择舒缓的运动，避免挤压甲状腺，避免劳累。病情重者卧床休息。

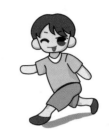

七、如何预防甲亢危象?

甲亢危象是在甲亢未得到有效控制的基础上，遭遇诱发因素所致。诱发因素主要是各种应激刺激，如：急性感染、精神刺激、手术前准备不充分、急性心肌（或其他内脏）梗死等。积极治疗甲亢，避免诱发因素，可以预防甲亢危象。

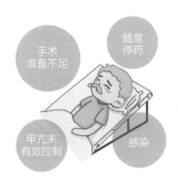

手术准备不足

随意停药

甲亢未有效控制

感染

八、甲亢患者如何护眼?

1. 高枕卧位和限制钠盐摄入可减轻球后水肿，改善眼部症状。

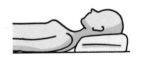

2. 戴墨镜和注意用眼卫生，包括勿用手揉眼，保持毛巾的清洁，定期对毛巾进行煮沸消毒；注意休息，减少用眼。

注意用眼卫生

3. 眼睑不能闭合者覆盖纱布或眼罩，睡前使用 0.5% 红霉素眼膏或 0.3% 氧氟沙星眼膏涂眼。

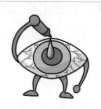

九、得了甲状腺功能亢进性心脏病怎么办？

（一）休息

减轻心脏负荷的重要方法，根据自身情况量力而行。若活动后感心累气紧，应立即休息；如长期卧床应保持体位舒适，定时协助翻身，以避免压疮的发生，鼓励患者在床上做深呼吸及下肢被动性或主动性活动，以避免肺部感染、下肢静脉血栓形成及肌肉萎缩等并发症的发生。

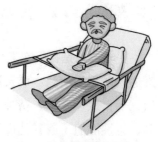

（二）饮食

少量多餐，清淡易消化，每日摄入钠盐不超过 5g。其他含钠盐多的食物、饮料，如腌制食品、罐头、香肠、味精、啤酒、碳酸饮料等也应限制。

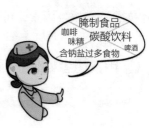

腌制食品
咖啡 碳酸饮料
味精
含钠盐过多食物 啤酒

（三）用药的护理

1. 使用利尿剂（如：呋塞米等）时注意记录饮入量和尿量是否均衡、注意水肿的情况。

日期	时间	项目	入量 /ml	出量 /ml
7.28	9：00	尿		500
	12：00	汤	300	

2. 使用扩血管制剂（如：硝酸甘油等）时注意观察血压，防止因血管扩张过度而致的低血压。

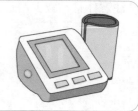

3. 使用洋地黄制剂（如：地高辛等）应按时、按量服用，如有漏服，下一次不可补服，以免过量而中毒。服药前要先数心率，若 < 60 次 /min 不能给药。如果出现黄视、绿视，室性期前收缩应警惕洋地黄中毒，及时就诊。

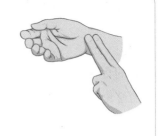

十、甲亢患者如何保持良好的心境？

甲亢导致神经兴奋性增加，表现为情绪易激动、易激惹，但可以通过治疗缓解；了解疾病相关知识，树立战胜疾病的信心；告知家人、朋友由于自己疾病会导致的情绪变化，取得理解和支持；患者自己也应有意识控制情绪，当情绪波动时尝试分散注意力，多与人交流，通过倾诉缓解不安情绪。

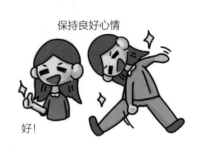

保持良好心情

好！

十一、甲亢患者怎样应对外形改变？

1. 接受疾病引起的外形改变，如颈部肿大，突眼等，理解甲亢控制后相关表现会有减轻甚至消失。

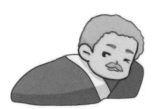

我就是我，不一样的烟火

2. 采用适当的修饰 颈部明显肿大，可以通过穿宽松高领衫适当修饰颈部，但应避免甲状腺受压；眼部突出变形，可以佩戴墨镜进行修饰。

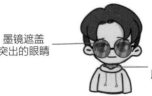

墨镜遮盖突出的眼睛

高领修饰肿大的脖子

十二、甲亢患者如何保持良好的睡眠?

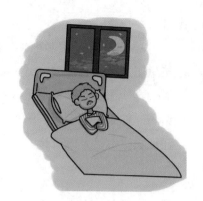

　　白天适当活动，避免食用浓茶、咖啡、辛辣刺激的食物等，保持环境安静舒适、光线昏暗。睡前避免进行易引起情绪激动的活动。存在入睡困难、夜间容易惊醒等睡眠问题的患者，必要时可在医生指导下使用助眠药物。

十三、口服抗甲状腺药物时怎样门诊随访?

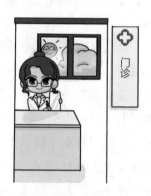

　　初始治疗阶段应每周门诊复诊；减量阶段每2～4周复诊；维持阶段可每2个月复诊；甲功正常后每2～3个月随访。注意停药初期应每月门诊随访，情况稳定可延长至3～12个月。

第四节 特殊情况

一、甲亢对妊娠有影响吗？

妊娠期甲亢未得到控制，可导致母体出现产前子痫、甲状腺危象等，导致胎儿或新生儿出现宫内发育迟缓、足月小样儿等。大剂量的抗甲状腺药物治疗可能导致胎儿甲状腺激素合成障碍，引起胎儿甲减及畸形等。建议待甲功控制正常后考虑怀孕。

产前子痫

甲状腺危象

宫内发育迟缓

足月小样儿

大剂量的抗甲状腺药物治疗可能引起胎儿甲减及畸形

二、甲亢会影响青少年的成长吗？

青少年甲亢较成人甲亢缓解率低，复发率高，需要长期随访，积极配合治疗，将甲功控制正常范围。由于代谢旺盛，消耗增多，需注意补充大量营养，才能保证生长发育。

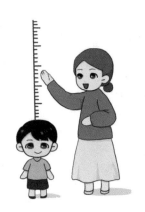

（刘维　吴薛滨）

125

第五章

漫话甲状腺功能减退症

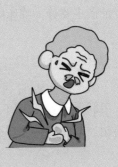

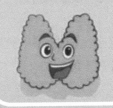

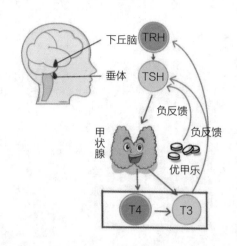

第一节 基础知识

一、什么是甲状腺功能减退症?

甲状腺功能减退症（hypothyroidism）简称甲减,是由于甲状腺激素合成和分泌减少或组织作用减弱导致的全身代谢减低综合征。主要分为临床甲减和亚临床甲减。

二、为什么会得甲减?

甲状腺组织发育不良、破坏、萎缩、酶代谢障碍;垂体或下丘脑病变;外周组织对甲状腺激素生物效应障碍。

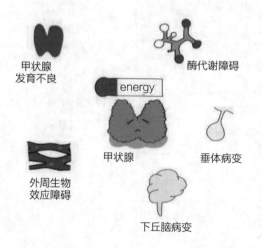

三、哪些因素可引起甲减?

甲减病因复杂,根据病因分为原发性甲减、中枢性或继发性甲减、消耗性甲减和甲状腺激素不敏感综合征（表 5-1）

表 5-1　导致甲减的常见疾病

原发性甲减（primary hypothyroidism）
　　自身免疫性甲状腺炎（桥本氏甲状腺炎、萎缩性甲状腺炎、Riedel 甲状腺炎等）
　　甲状腺全切或次全切术后
　　甲亢^{131}I 治疗后
　　颈部放疗后
　　甲状腺内广泛病变（淀粉样变性、胱氨酸尿症、血色素沉着病等）
　　细胞因子（白介素 -2、干扰素 γ）
　　先天性甲状腺缺如
　　异位甲状腺
　　亚急性甲状腺炎
　　缺碘性地方性甲状腺肿
　　碘过量
　　药物（碳酸锂、硫脲类、磺胺类、对氨基水杨酸钠、过氯酸钾、保泰松、硫氢酸盐、
　　　酪氨酸激酶抑制剂等）
　　致甲状腺肿物质（长期大量食用卷心菜、芜菁、甘蓝、木薯等）
　　TSH 不敏感综合征
　　孕妇中重度碘缺乏或口服过量抗甲状腺药物出生的婴儿
　　甲状腺内 Gs 蛋白异常（假性甲旁减 Ia 型）
　　甲状腺激素合成相关基因异常（*NIS* 基因突变、*pendrin* 基因突变、*TPO* 基因突变、*Tg*
　　　基因突变、碘化酶基因突变、脱碘酶基因突变等）
继发性甲减（secondary hypothyroidism）或中枢性甲减（central hypothyroidism）
　　垂体性甲减
　　　垂体肿瘤
　　　淋巴细胞性垂体炎
　　　浸润性疾病（血色素沉着病、结核、真菌感染等）
　　　垂体手术
　　　垂体放疗

（一）原发性甲减

　　最多见，约占全部甲减的 99%，其中自身免疫紊乱、甲状腺手术和甲亢 I-131 治疗三大原因占 90% 以上。

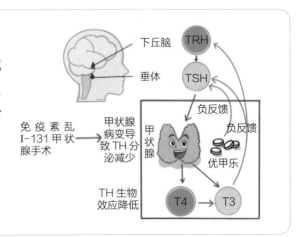

（二）中枢性甲减或继发性甲减

由于下丘脑垂体病变引起的促甲状腺激素释放激素（thyrotropin-releasing hormone，TRH）或者促甲状腺激素（thyroid-stimulating hormone，TSH）产生和分泌减少所致。

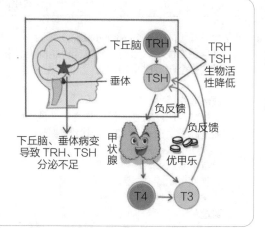

（三）消耗性甲减

罕见，是因体内的甲状腺激素灭活速度超过了正常甲状腺激素合成的速度所造成。

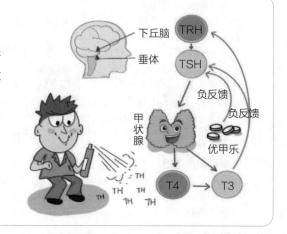

（四）甲状腺激素抵抗综合征（syndromes of resistance to thyroid hormone，SRTH）

甲状腺激素在外周组织实现生物效应障碍。

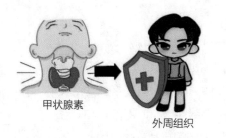

四、如何诊断甲减?

（一）甲减的临床症状及体征

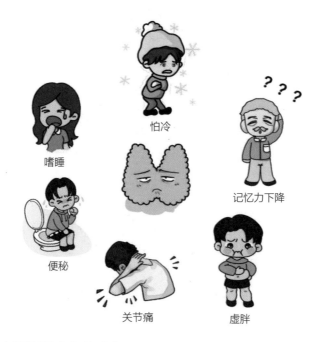

嗜睡　怕冷　记忆力下降　便秘　关节痛　虚胖

（二）甲状腺功能检查（表5-2）

表5-2　甲减时甲状腺功能变化

指标名称	原发性甲减		中枢性甲减
	临床甲减	亚临床甲减	
TSH	↑	↑	↓或正常
FT4	↓	正常	↓
TPOAb	+	−	−
TgAb	+	−	−

（三）其他检查

垂体和下丘脑 MRI 检查；其他垂体激素测定。

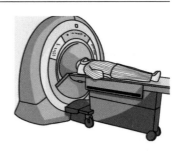

五、哪些人群需要筛查甲减？

1. 有自身免疫病者

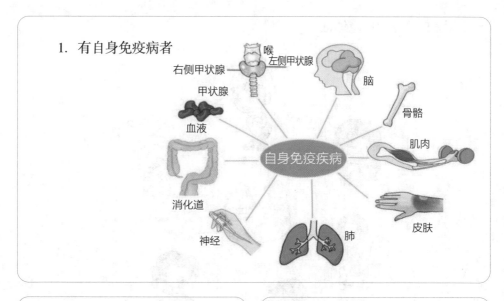

2. 有恶性贫血者

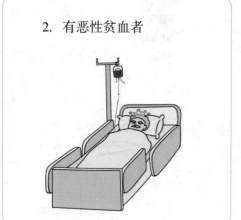

3. 一级亲属有自身免疫性甲状腺病者

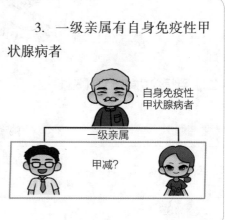

4. 有颈部及甲状腺的放射史，包括甲亢的放射性碘治疗及头颈部恶性肿瘤的外放射治疗

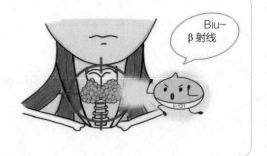

5. 既往有甲状腺手术或功能异常史者

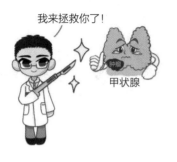

6. 甲状腺检查异常者

7. 患有精神性疾病者

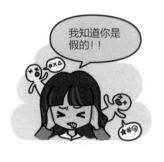

8. 服用胺碘酮、锂制剂、酪氨酸激酶抑制剂等者

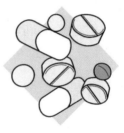

9. 高泌乳素血症者

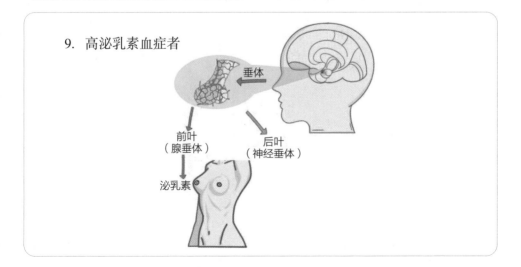

10. 有心包积液者

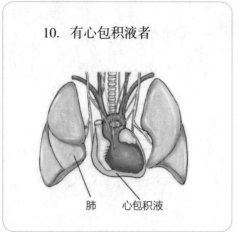

肺　心包积液

11. 血脂异常者

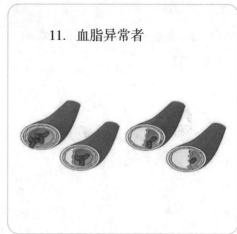

第二节　疾病危害

一、甲减是如何影响生活的?

乎力，没有精神，怕冷、皮肤干燥和毛发稀少，记忆力减退、声音嘶哑、体重增加、食欲减退、便秘，感觉异常、关节疼痛、儿童生长迟缓、青春期延迟，女性月经紊乱或者月经过多、不孕。

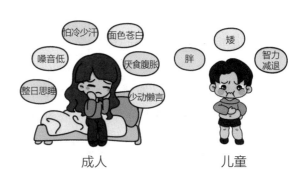

成人　　　　儿童

二、甲减患者为什么可能会昏迷?

长期未得到合理治疗或自行停用甲状腺激素，在各种诱因下发生的昏迷，又称为黏液水肿性昏迷。诱发因素：寒冷、肺部感染、充血性心衰、全身麻醉、外科手术和药物（镇静剂、止痛剂、抗抑郁药）。

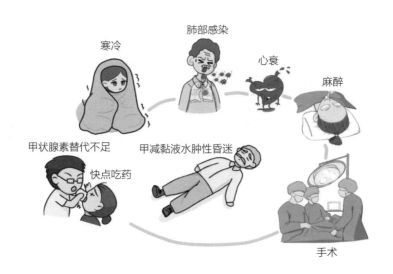

三、甲减患者为什么容易"发胖"?

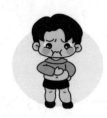

成纤维细胞分泌透明质酸和黏多糖,阻塞淋巴管引起黏液性水肿,多为非凹陷性水肿。确切病因不明,可能为水盐代谢紊乱导致细胞外液在皮下间隙异常增多引起体重增加。

四、甲减患者为什么会心累?

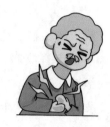

代谢率减低,常脉搏缓慢,血压偏低,心界可全面扩大,偶有心律不齐,重者可有心包积液和心力衰竭。

第三节　预防治疗

一、甲减可以预防吗?

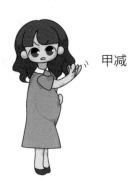

甲减

可以。妊娠期妇女和哺乳期妇女适量补充碘,对预防胚胎和婴幼儿甲减非常重要。加强对高危人群的筛查,早期发现,及时治疗。

二、甲减的治疗目标是什么?

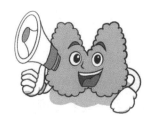

甲减的症状和体征消失,血清 TSH 和 TT4、FT4水平维持在正常范围。备孕和怀孕人群的治疗目标详见本章第四节。

三、甲减患者怎样正确服药?

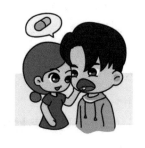

左甲状腺素(L-T4)是本病的主要替代治疗药物,一般需要终身服药。治疗剂量取决于患者的病情、年龄、体重,要个体化。L-T4 的服药方法是每日晨起空腹服药 1 次。如果剂量大,有不良反应,可以分多次服用,与其他药物的服用间隔应当在4 小时以上。

不同服药时间吸收率最好到最差排序是:早餐前 60 分钟、睡前、早餐前 30分钟、餐时。因此,如果不能早餐前 1 小时服用,也可选择睡前服药。

四、甲减患者如何科学进食?

甲减致食管、胃、胆囊、小肠和结肠的平滑肌张力减弱,胃肠蠕动缓慢,排空时间延长,胃酸分泌减少致食欲减退、纳差、腹胀、便秘、恶心,应少食

137

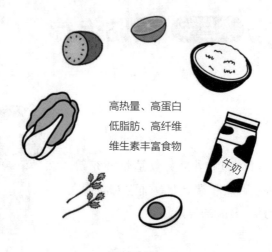

高热量、高蛋白
低脂肪、高纤维
维生素丰富食物

牛奶

甲减食谱

多餐减轻肠道负担。选择高热量、高蛋白、低脂肪、纤维素维生素丰富食物，避免辛辣刺激。

五、甲减患者如何运动？

根据病情，选择适宜的运动项目，避免强体力及剧烈运动。衣着舒适，穿防滑鞋，可借助健身器材进行肌肉力量训练及心、肺、骨关节功能锻炼。

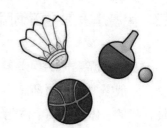

六、如何预防黏液性水肿昏迷？

定期复查诊疗，按时按量服用甲状腺素，不可随意减量或停药。避免诱发因素，特别是老年甲减。一旦出现甲减症状加重、体温低于 35℃ 或神志改变，需警惕黏液性水肿昏迷，应立即就医。寒冬季节注意保暖，预防呼吸道感染，积极治疗基础疾病，手术或使用麻醉镇静药品时需谨慎。

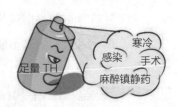

足量 TH

寒冷
感染　手术
麻醉镇静药

七、得了多浆膜腔积液怎么办?

由于淋巴回流缓慢,毛细血管通透性增加,浆膜腔黏蛋白和黏多糖亲水性、TSH刺激浆膜腔中腺苷酸环化酶活性,从而使透明质酸酶分泌增加,引起腹水、心包积液、胸腔积液和关节腔积液,可单个或多个出现,易被误诊。出现不明原因的浆膜腔积液,应测定甲状腺激素,排除甲减并积极对症治疗。

八、如何保持良好的心境?

甲状腺激素低下导致智力减退,记忆力下降,尤其是近事遗忘,反应慢,且因长时间药物替代治疗,常存在焦虑、抑郁、社交障碍,应加强沟通与倾听,鼓励倾诉,给予心理支持。引导其发现兴趣,培养兴趣,多参与社交活动。必要时看心理医生。

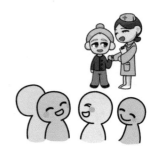

九、甲减患者如何做好皮肤保养?

甲减致维生素A代谢障碍,表现为皮肤干燥、脱屑、粗厚,毛囊角化,眉毛外1/3脱落。应注意维生素、水分摄入。可选择保湿滋润的护肤品及美颜产品自我修饰。

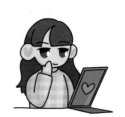

十、甲减患者便秘怎么办?

甲状腺激素低下导致胃肠道蠕动减慢,排空时间延长,常致腹胀、便秘。应多食蔬菜、水果增加膳食纤维摄入,根据病情增加饮水量。腹部按摩,适量运动,每日定时排便,养成规律排便的习惯。必要时给予缓泻剂、清洁灌肠保证大便通畅。

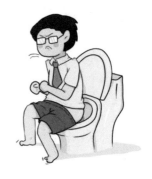

十一、怎样制订门诊随访计划？

甲减治疗初期，每间隔 4～6 周测定血清 TSH 及 FT4，根据 TSH 和 FT4 水平调整 L-T4 剂量，直到达到治疗目标。治疗达标后，至少需要 6～12 个月复查 1 次上述指标。治疗期间，病情加重随时就诊。

第四节　特殊情况

一、甲减对妊娠有影响吗？

妊娠期未治疗的临床甲减对母体和胎儿均有不良影响，包括：自然流产、早产、先兆子痫、妊娠高血压、产后出血、低体重儿、死胎、胎儿智力和运动发育受损。妊娠期亚临床甲减也会增加不良妊娠结局发生的概率。

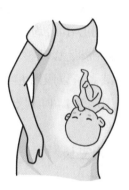

自然流产
早产
先兆子痫
妊娠高血压
产后出血

低体重儿
死胎
胎儿智力受损
运动发育受损

二、育龄期女性患甲减如何备孕？

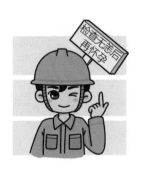

服用左甲状腺素的甲减育龄女性，备孕前应评估 TSH 水平，并随之调整 L-T4 的剂量，以保证 TSH 值在参考值范围下限与 2.5mU/L 之间；一旦确定妊娠，应该将 L-T4 剂量增加 20%～30%，即在原有服药基础上每周额外增加 2 天的剂量，并尽快就医进行进一步评估。

三、妊娠期甲减如何监测甲状腺功能？

临床甲减孕妇在妊娠前半期（1～20 周）根据甲减程度每 2～4 周检测一次甲状腺功能（包括血清 TSH），根据控制目标，调整 L-T4 剂量。血清 TSH 稳定后可以每 4～6 周监测一次。在妊娠 26～32 周应当监测 1 次甲功。

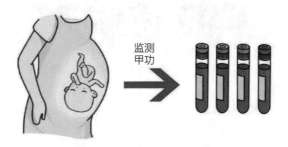

监测
甲功

四、妊娠期甲减产后需要注意什么?

妊娠期临床甲减者产后 L–T4 剂量恢复到妊娠前水平,妊娠亚临床甲减产后可以停用 L–T4,均需在产后 6 周复查甲状腺功能及抗体各项指标,以调整 L–T4量。产后哺乳的甲减或亚临床甲减者可以服用 L–T4,根据一般人群 TSH 和 FT4 参考范围调整 L–T4 剂量。

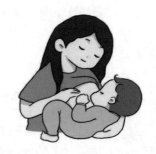

五、甲减会影响儿童、青少年的生长发育吗?

会。甲状腺激素缺乏影响生长激素的促生长作用。儿童甲减往往表现生长发育迟缓,骨骺愈合慢,骨龄延迟。青少年甲减表现为性发育延迟,少数表现真性性早熟。

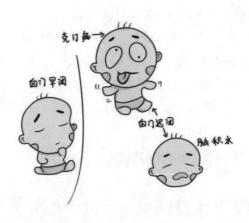

（赵炼玲）

第·六章
漫话甲状腺结节

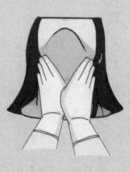

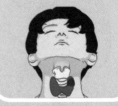

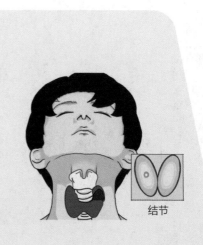

第一节 基础知识

一、什么是甲状腺结节?

甲状腺结节(thyroid nodule)是甲状腺细胞(主要是甲状腺滤泡细胞)异常增生形成的细胞团块,包括肿瘤、囊肿、正常组织构成的团块以及其他疾病所引起的甲状腺肿块。影像学检查可见结节与正常甲状腺组织结构不同,质地可以是实性的(结节内为固体组织),也可以是囊性的(结节内部充盈着液体)。女性多见,良性为主。

结节

二、为什么会得甲状腺结节?

(一)碘缺乏 / 碘过量

甲状腺是人体最主要的摄取和储存碘元素的器官,人体约 90% 的碘元素都储存在甲状腺中,在甲状腺激素合成和释放中具有重要的作用。

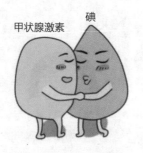

甲状腺激素　碘

碘是合成甲状腺激素的重要物质,
没有碘化的甲状腺激素
无法发挥生理作用

1. 碘缺乏使甲状腺素合成减少，导致垂体促甲状腺激素（TSH）分泌增多，刺激甲状腺细胞增生肥大，是甲状腺结节重要的风险因素。

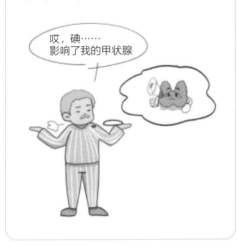

2. 高碘可引起高碘性甲状腺肿和甲状腺结节，尤其是儿童更易出现，甚至造成碘源性甲亢。长期碘过量可提高甲减和亚临床甲减的患病危险性，可能显著增加甲状腺功能减退症、自身免疫性甲状腺病和乳头状甲状腺癌的发病率。

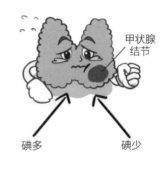

（二）遗传因素

可能与某些遗传性酶缺乏导致甲状腺激素合成障碍，导致垂体促甲状腺激素（TSH）分泌增多，刺激甲状腺细胞增生肥大有关。这种先天性的酶缺乏属于隐性遗传。

（三）生长因子

某些生长因子如胰岛素生长因子、表皮生长因子、成纤维细胞生长因子等刺激甲状腺细胞增生，形成甲状腺结节。

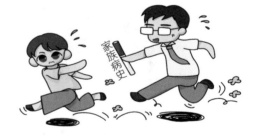

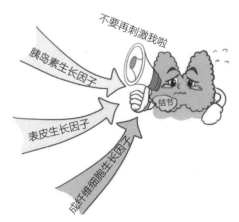

145

（四）放射暴露

甲状腺组织对放射线敏感，长期暴露于放射环境中会被破坏，导致甲状腺激素生成减少，促进垂体分泌促甲状腺激素（TSH），刺激甲状腺细胞增生肥大，生成甲状腺结节。

（五）正常甲状腺组织过度增生

原因不明，可能是甲状腺腺瘤的前期症状。多为良性，除非体积长大到影响正常腺组织功能，否则无须担心。

三、甲状腺结节是甲状腺肿瘤吗？

肿瘤和结节有共同的发病机制，都是机体在各种因素作用下，局部组织细胞的异常增生而形成的新生物，常表现为局部肿块。一般来说，结节体积较小，肿瘤体积较大，但二者没有截然界限。因此，甲状腺肿瘤可以看作是长大了的甲状腺结节。二者皆有良性、恶性之分，且良性占大多数。儿童期的甲状腺结节应警惕甲状腺癌的可能。

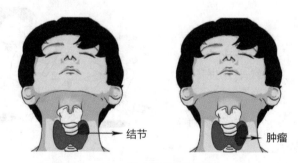

长大后我就成了你

第二节　疾病危害

一、甲状腺结节对甲状腺功能有影响吗？

甲状腺结节和甲状腺功能改变之间没有必然的联系，但因为甲状腺结节是甲状腺组织增生而形成，根据增生组织细胞的功能状况，甲状腺结节可能表现出甲状腺功能正常、减退、亢进中的任一情况。因此，在诊断甲状腺结节时必须同时检查甲功是否正常，而在诊治甲亢时也需要考虑甲亢是否由甲状腺结节所引起。

你能认得出我们吗？

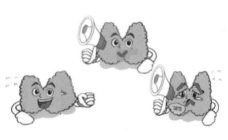

（一）甲状腺功能正常

大部分甲状腺结节没有内分泌功能，对甲功几无影响。

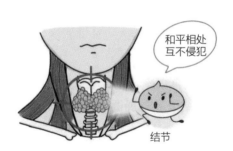

和平相处
互不侵犯

结节

（二）甲状腺功能减退

部分甲状腺结节长大，破坏或挤压了正常甲状腺组织，导致甲功减退。

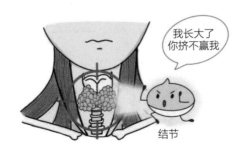

我长大了
你挤不赢我

结节

147

（三）甲状腺功能亢进

甲状腺结节细胞本身具有内分泌功能，可以分泌甲状腺激素，导致甲状腺功能亢进。

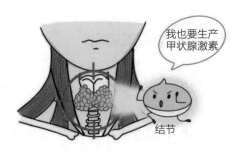

二、如何确定甲状腺结节是良性还是恶性？

甲状腺结节分为良性和恶性，良性结节以结节性甲状腺肿和甲状腺腺瘤居多，恶性结节以分化型甲状腺癌居多。大约有 10% 的甲状腺腺瘤可能出现癌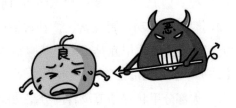

变，尤其是甲状腺孤立结节和多结节非毒性甲状腺肿，因此，应高度重视这两种结节的定期评估，如果结节快速增大应怀疑恶变或出血。

（一）超声检查

甲状腺结节临床评估的首选重要方法。良性结节多呈现低回声，边界清楚，见或不见明显包膜；恶性结节多呈现低回声，形态不规则，边界欠清，内部回声不均。

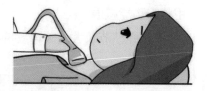

良性
边界清楚，形状规则

恶性
边界不清楚，形状不规则

（二）放射性核素显影检查

可确定甲状腺的大小、形态、位置，显示异位甲状腺和寻找甲状腺癌（有摄 I-131 功能）的转移灶，常用于鉴别甲状腺结节的性质、数量和大小及观察术后残留甲状腺组织的形态等。显影剂浓密的"热结节"常提示为良性高功能腺瘤，吸碘能力差的"冷结节"常提示甲状腺癌的可能性大。该检查不适用于妊娠 12 周以上及哺乳期妇女。检查前 2～4 周应停用含碘丰富的食物和药物及其他影响甲状腺吸碘功能的物质（如海产品、碘制剂、甲状腺激素、抗甲状腺药物等）。

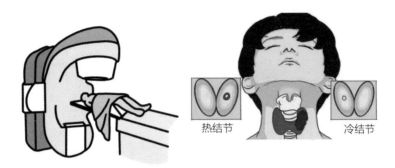

热结节　　　冷结节

（三）甲状腺细针穿刺活检

是目前最可靠的检测方法，但一般不推荐，除非有甲状腺肿不对称、结节快速增大、与甲状腺内其他结节相比形成主结节、结节质地不一、甲状腺放射性核素扫描时有冷结节形成。方法是在超声引导下，用细针穿刺抽出一些细胞组织进行活检，以确诊结节是良性还是恶性。

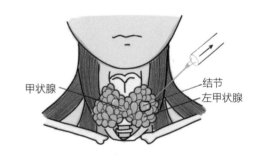

甲状腺　　　　结节
　　　　　左甲状腺

（四）派特 CT

全称"正电子发射型计算机断层显像"（positron emission tomography-computed tomography，PET-CT），是一种有效的检测方法。具有灵敏、准确、特异性高及定位精确等特点，一次显像可获得全身各方位的断层图像，临床主要应用于肿瘤、心脑血管疾病等的早发现、早诊断，但因费用高昂而难以普及。

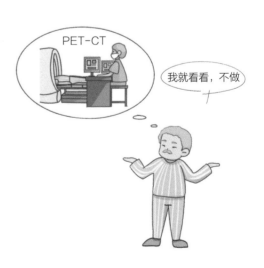

PET-CT

我就看看，不做

三、甲状腺结节有哪些症状？

　　大多数甲状腺结节没有任何症状且甲功正常，少数出现颈部疼痛，结节压迫周围组织时可能出现声音嘶哑、咽喉部异物感、气短、呼吸困难、吞咽困难等，个别患者晚期会发生颈部水肿，伴有甲功亢进时出现心悸、多汗、手抖、消瘦等，伴有甲减时出现怕冷、全身乏力等症状。

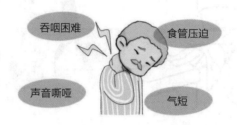

第三节　预防治疗

一、怎样早期发现甲状腺结节？

甲状腺结节可发病于任何年龄阶段，成人多在体检时发现。少有因梗阻症状（呼吸困难、喘鸣、固体食物或药丸吞咽困难、声带功能失常等）就诊发现，梗阻症状多因甲状腺胸腔内延伸所致。

（一）甲状腺触诊

4%～7%甲状腺结节是通过甲状腺触诊发现，通过该方法发现的结节直径多大于1cm。

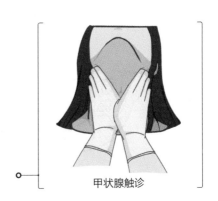

甲状腺触诊

（二）甲状腺超声检查

是甲状腺结节的一线影像学检查方法，能较清晰地显示结节的特征，评估结节的大小和甲状腺肿的程度，但不能有效评估对气管、食管、血管和神经等结构的压迫。

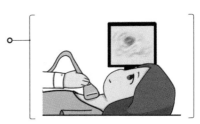

（三）CT和MRI

可以很好探测气管受压情况和甲状腺肿向胸腔内延伸的情况，但因为碘剂可诱发甲状腺毒症，应注意CT检查不能给予碘造影剂，如需使用必须先使用抗甲状腺药物。

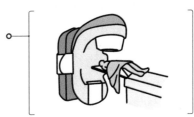

二、甲状腺结节常见治疗方法有哪些？

一旦确诊甲状腺结节，应综合评估结节的类型、大小、活动度和有无其他症状。小于4cm的良性结节一般对生活几无影响，宜观察和定期随访。

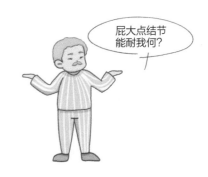

屁大点结节能耐我何？

（一）口服甲状腺激素

可以抑制促甲状腺素（TSH）水平，以防止良性结节进一步长大。但该方法的疗效目前国际上尚有争论。

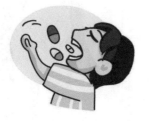

（二）手术治疗

适用于恶性结节，或出现了呼吸、吞咽困难等压迫症状的良性结节。术后一段时期甚至终身需服用甲状腺素。

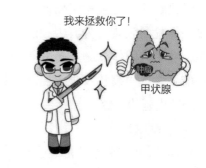

我来拯救你了！

肿瘤

甲状腺

（三）放射性碘治疗

适用于不宜手术治疗的恶性结节和压迫症状明显的良性结节。可缩小很多非毒性多结节性甲状腺肿的甲状腺组织，对该类患者而言，获益大于甲状腺激素治疗。

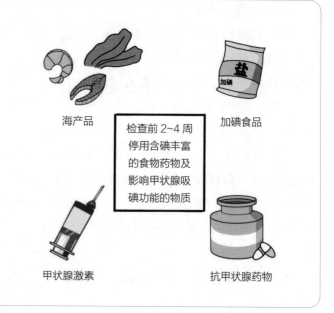

海产品

加碘食品

检查前2~4周停用含碘丰富的食物药物及影响甲状腺吸碘功能的物质

甲状腺激素

抗甲状腺药物

（四）结节消融治疗

是一种微创治疗技术，适用于具有内分泌功能的良性结节。治疗师将消融针刺入甲状腺结节（肿块）内，通过超高频电波，瞬间提高局部温度（70℃）使病变组织凝固。手术时间短（30分钟左右），治疗范围小（严格控制在8mm左右），基本不会损伤正常甲状腺组织细胞和灼伤皮肤、气管、食管等。

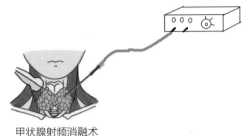

甲状腺射频消融术

（五）适碘饮食

对疑有碘缺乏者不推荐补充碘剂。因为碘可诱导甲亢，且与乳头状甲状腺癌或淋巴细胞甲状腺炎有关。

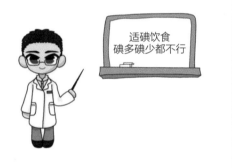

适碘饮食
碘多碘少都不行

三、甲状腺结节的治疗效果如何?

1. 甲状腺囊性结节　多可治愈。甲状腺囊肿是甲状腺腺瘤退化的结果，囊肿内部充盈着液体，是一种组织空洞，多为良性，但不排除囊肿实性壁发生癌变的可能。

2. 易复发的结节　手术干预后需要一段时期或终身服用甲状腺素。早期发现早期手术切除的无转移的恶性结节，且长期服药，95%可存活数十年甚至终老。

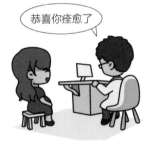

恭喜你痊愈了

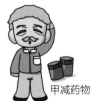

甲减药物

甲减术后患者终身服药

153

四、如何制订甲状腺结节的随访计划?

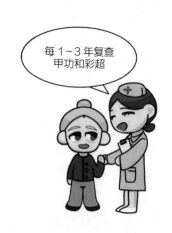

1. 无明显症状的甲状腺结节,确诊后通常 1～3 年复查一次,需要同时查甲功和甲状腺彩超,以观察结节形态、体积和功能变化。如果连续 3 年内结节未发生明显变化者,多为良性结节,无须治疗干预。

2. 对于手术治疗和放射性碘治疗的甲状腺结节,治疗后每 0.5～1 个月复查甲功,根据甲功结果调整甲状腺素的替代剂量。治疗稳定后,可每半年到一年复查甲状腺超声和甲状腺功能。出现心悸、手足震颤、在食欲正常下体重明显减轻,或精神倦怠、疲乏无力、体重不明原因增加等症状时应及时就诊,复查甲功,明确有无发生甲亢或甲减。发生感冒、受伤等应急事件时应及时就医,全面评估和调整治疗。

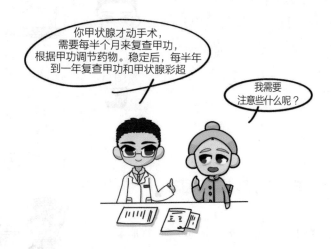

第四节　特殊情况

一、情绪对甲状腺结节有影响吗?

情绪过度激动或悲伤会影响甲状腺激素的分泌,因此,确诊甲状腺结节后应避免焦虑紧张和大悲大喜,尽量保持情绪稳定。生活中注意合理作息,劳逸结合,适量运动,科学营养和适量摄入碘元素,禁烟戒酒,远离电磁炉、微波炉和信号发射塔等,以减少放射/辐射暴露。遵医嘱用药,不随意调整药量和剂型、种类。合理修饰形体,与朋友和睦相处。

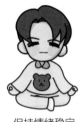

保持情绪稳定

二、甲状腺结节突然长大怎么办?

避免经常挤压甲状腺结节。可经常通过镜子观察颈部,或用手轻摸结节表面皮肤,感知有无疼痛或压迫症状。如果发现结节突然长大,同时合并疼痛和/或压迫症状,应警惕有无结节内出血和恶变,需立即医院就诊,行进一步检查和治疗。

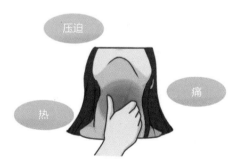

（武仁华　刘杨）

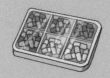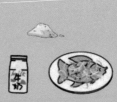

第七章

漫话亚急性甲状腺炎

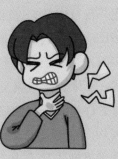

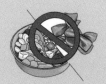

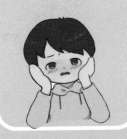

第一节 基础知识

一、什么是亚急性甲状腺炎?

亚急性甲状腺炎（subacute thyroiditis，SAT），简称亚甲炎，是一种发生于甲状腺局部的非细菌感染性炎症，具有自限性（即发展到一定程度后可自行停止并自行恢复），被认为是与病毒感染有关的变态反应性疾病，但非自身免疫性疾病。亚甲炎多因发热和颈部疼痛首诊，并为其临床主要症状。亚甲炎是最常见的甲状腺疼痛性疾病，以放射性痛和转移性痛为其主要特征，占甲状腺疾病的 0.5%~6.2%，以 40~50 岁女性多见，近年男性占比有升高趋势。发病具有季节性，不同地理区域有发病聚集倾向。大部分可治愈，个别发展为甲状腺功能减退。

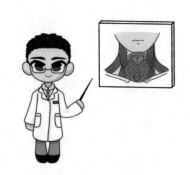

二、为什么会患亚甲炎?

目前，亚甲炎发病原因不明，可能与多种因素有关。

（一）遗传因素

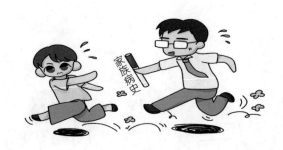

家族病史

（二）病毒感染

多数患病前有呼吸道感染史或腮腺炎感染史，并在甲状腺组织中查见病毒，或在血清中发现病毒抗体，提示该病发生与病毒感染相关。常见病毒有流感病毒、柯萨奇病毒、腮腺炎病毒和腺病毒等。

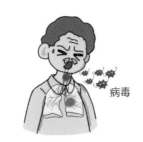

病毒

三、诊断亚甲炎要做哪些检查？

当脖子出现疼痛和肿块，尤其是最近 1～3 周曾出现上呼吸道感染，要考虑亚甲炎，应及时就诊，酌情完善下述检查。

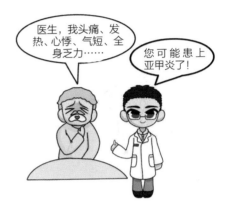

医生，我头痛、发热、心悸、气短、全身乏力……

您可能患上亚甲炎了！

（一）甲状腺功能

早期血清 TT3、TT4 增高，与甲状腺摄碘率降低呈双向分离是其特点（可与甲亢鉴别）。随着病程进展，出现一过性甲减。当炎性反应消退后，甲状腺激素水平和甲状腺摄碘率逐渐正常。

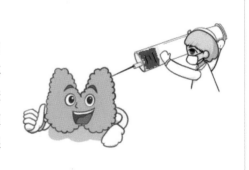

（二）甲状腺摄碘率

早期无摄取或摄取低下，24 小时 < 5%。

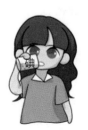

159

（三）甲状腺显像

受炎性反应严重程度影响，甲状腺受累部位呈放射性稀疏、缺损区。

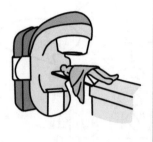

（四）甲状腺超声检查

甲状腺疾病的首选影像检查方法，能估测甲状腺的大小、体积和血流，协助诊断甲状腺肿瘤的良恶性。初期受累部位可见片状规则低回声区，病灶边界模糊不清。恢复期，累及部位出现不均匀回声增强伴小片状低回声区或轻微血运增加的等回声区。

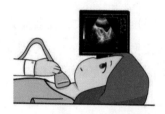

（五）甲状腺针吸细胞学检查

不作为诊断本病的常规检查，当诊断困难或合并其他甲状腺疾病时考虑应用。

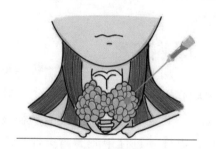

（六）血清

甲状腺球蛋白（TG）明显升高，与甲状腺组织受破坏程度一致，且恢复很慢；C反应蛋白增高。早期白细胞增高，甲状腺抗体（TGAb）和甲状腺过氧化物酶抗体（TPOAb）阴性或水平很低，后期甚至恢复后一过性升高。

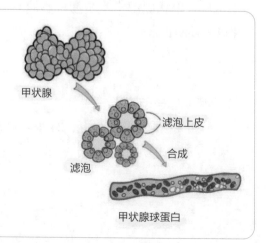

甲状腺

滤泡上皮

合成

滤泡

甲状腺球蛋白

（七）血细胞沉降率（ESR）

病程早期 ESR 显著增快可达 100mm/h 以上，> 50mm/h 对本病有力支持，不增快也不能排除。

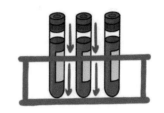

（八）鉴别诊断

需排除急性化脓性甲状腺炎、甲状腺结节急性出血、颈前蜂窝织炎等疾病。

第二节 疾病危害

一、亚甲炎急性发作时有哪些不适？

1. 体温不同程度升高，起病3～4天达高峰。可伴有肌肉疼痛、咽痛、颈部淋巴结肿大。

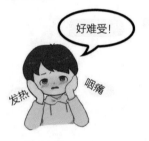

好难受！

发热 咽痛

2. 逐渐或突然发生甲状腺区疼痛，转颈、吞咽动作可加重，常放射至同侧耳、咽喉、下颌、枕、胸部等处，放射性痛及转移性痛为其特征性表现。初始，疼痛可由一叶扩展或转移到另一叶。少数首现为孤立无痛性硬结节或声音嘶哑。

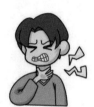

3. 逐渐或突然发生甲状腺弥漫或不对称性轻、中度增大，伴或不伴结节，结节质地较硬，触痛明显，无震颤及血管杂音，病变局部无发红、发热等类似于急性化脓性甲状腺炎的表现。

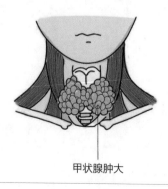

甲状腺肿大

4. 甲状腺功能亢进高代谢症状，如怕热多汗、心悸、情绪易激动等。

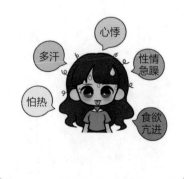

心悸

多汗

性情急躁

怕热

食欲亢进

二、亚甲炎会影响甲状腺功能吗？

根据实验室检查结果（主要是甲状腺功能）将亚甲炎的病程分为早期、中期、晚期三个时期，不同时期甲状腺功能呈现不同。

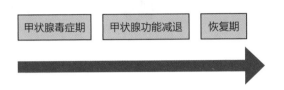

（一）早期

甲状腺毒症期，一般起病急，历时 3 ~ 8 周，50% ~ 75% 会出现甲状腺毒症的临床表现，如发热、甲状腺部位疼痛和压痛、怕热多汗、兴奋多动等症状，但无突眼和胫前黏液性水肿，偶有报道发作低钾性麻痹。甲状腺毒症症状主要与病毒感染导致的变态反应破坏甲状腺滤泡，使储存在甲状腺滤泡中的甲状腺激素释放入血有关，容易被甲状腺疼痛或触痛所掩盖。同时，被破坏的甲状腺滤泡摄碘功能下降，血清甲状腺素浓度过高和甲状腺摄碘能力降低的"分离现象"是亚甲炎的特征性表现。

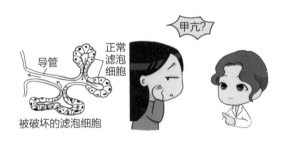

（二）中期

甲状腺功能减退期，主要表现为水肿、动作迟缓、萎靡不振、记忆力减退、怕冷无汗、便秘等甲状腺功能减退的症状。主要与血液中的甲状腺激素耗竭而甲状腺滤泡尚未修复，无法合成和分泌足够的甲状腺激素而导致血清甲状腺素水平过低有关。约 25% 病例在甲状腺激素合成功能尚未恢复之前进入此阶段，可历时数月。

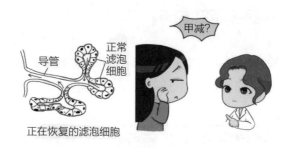

（三）晚期

恢复期，甲减症状逐渐消退，生活恢复正常。主要与甲状腺滤泡修复，恢复了合成和释放甲状腺素的功能，使血液中的甲状腺素水平恢复正常有关。多数需耗时数周至数月，少数可能发展为永久性甲减。

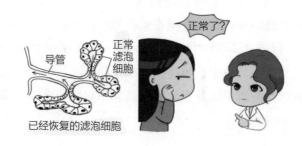

第三节 预防治疗

一、得了亚甲炎该怎么办？

亚甲炎是一种自限性疾病，当疾病发展到一定程度后会自行好转，历时数周到数月完全缓解，个别出现永久性甲减。治疗上主要以缓解症状为主，注意监测病情，包括体温、甲功、摄碘率等。

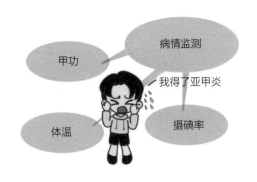

（一）早期

对症使用消炎止痛药物，一般使用非甾体类药物如阿司匹林即可控制症状，症状改善不明显者可使用糖皮质激素治疗，但激素不能缩短病程，症状好转后应减量维持，直至 24 小时摄碘率正常。注意饭后服药，观察有无胃痛、返酸和

低钾症状；保持环境安静，避免强光刺激，维持环境温度 18~22 ℃，湿度 50%~60% 左右；注意营养均衡，饮食宜清淡少渣易消化，咽痛明显者宜进食流质。补充充足水分，每日饮水 2 000~3 000ml，忌烟酒、咖啡和辛辣刺激食品；作息规律，保证睡眠，适当运动。

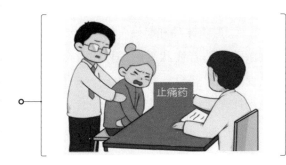

（二）中期

注意营养均衡，多吃蔬菜水果；作息规律，适当运动；根据病情使用甲状腺素制剂，但须根据甲功恢复情况进行调整。

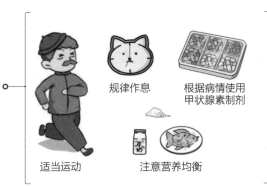

规律作息　根据病情使用甲状腺素制剂

适当运动　注意营养均衡

（三）晚期

出现永久性甲减者使用甲状腺素制剂终身替代治疗。

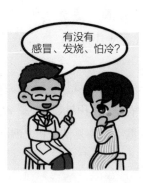

二、食物对亚甲炎有影响吗？

1. 亚甲炎早期，患者常因颈部疼痛影响进食，此时应摄取低温清淡易消化流质或软食。

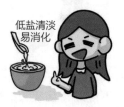

低盐清淡易消化

2. 忌辛辣油腻刺激性食物，禁海带、海鱼等含碘高食物。

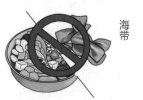

海带

3. 避免冰品和坚硬食物刺激。后随着症状缓解和甲功变化恢复普食，推荐每天适当补充碘元素（145μg）。

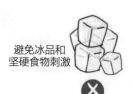

避免冰品和坚硬食物刺激

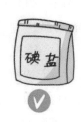

碘盐

三、如何早期发现亚甲炎患者的甲状腺功能变化？

关注症状。早期体温一般不超过38℃，经服用消炎止痛药后，症状会很快得到控制直至消失。如果症状没有得到改善或再次出现，比如出现体温骤升骤降、精神萎靡、便秘、怕冷、突眼与少言懒动应立即就医，完善以下检查。

有没有感冒、发烧、怕冷？

（一）问诊

常有甲状腺肿大、疼痛、触痛，发热、乏力、心慌等全身症状。触诊常发现甲状腺有结节且质地较硬，伴颈部淋巴结肿大。

（二）辅助检查

包括血常规、甲状腺功能、血沉、自身免疫抗体、甲状腺 B 超、甲状腺核素扫描、甲状腺结节细针穿刺和细胞涂片检查等。通常，白细胞轻到中度升高，中性粒细胞正常或稍高；血清 T3、T4 升高，TSH 下降；血沉增快；甲状腺超声检查可见受累区域回声减低，呈局灶、多灶或片状弥漫性回声；甲状腺摄碘率下降或无摄取；细胞学涂片可见不同程度炎性细胞、多核巨细胞、片状上皮样细胞。注意，甲状腺激素升高和摄碘率下降的"分离现象"是亚甲炎的特征性改变，对确诊具有重要意义。

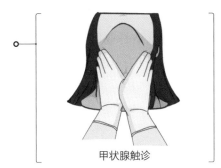

甲状腺触诊

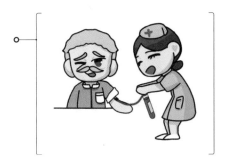

四、亚甲炎患者甲状腺功能发生变化时该怎么办？

亚甲炎病程中，血清甲状腺素水平变化规律是"增高—降低—正常"，因此，要注意及时抽血复查甲功，关注症状表现。早期体温一般不超过 38℃，经服用消炎止痛药后，症状会很快得到控制直至消失。如果症状没有得到改善或再次出现，比如出现体温骤升骤降、精神萎靡、便秘、怕冷、突眼与少言懒动应立即就医。

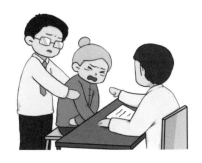

167

五、亚甲炎可以预防吗？

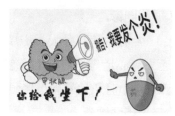

病毒感染是亚甲炎发生的重要原因之一，因此，提高抵抗力可以预防亚甲炎。

1. 平时合理膳食，规律运动，规律作息，保持良好的健康体魄。

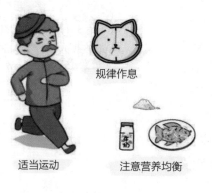

规律作息

适当运动　　注意营养均衡

2. 做好个人防护，减少感冒和上呼吸道感染。

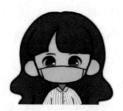

第四节　特殊情况

一、情绪会影响亚甲炎患者的病情吗?

亚甲炎虽然是一种自限性疾病，但因为历时长（几周或几个月内），甲状腺毒症期高热、咽痛严重影响患者的主观舒适度，患者往往情绪紧张，而紧张情绪可导致交感神经兴奋，反过来加重疾病病情。因此，得了亚甲炎应注意休息，放松心情，尽量保持情绪稳定，遵医嘱用药，积极配合治疗。同时注意观察。

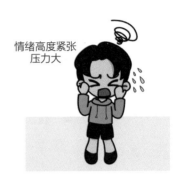

情绪高度紧张
压力大

二、亚甲炎的预后如何?

预后良好，绝大多数可自愈，几周或数月完全缓解，甲状腺功能恢复正常。个别出现甲状腺功能减退症，罕见复发。

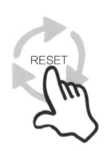

三、亚甲炎和桥甲炎是一回事吗?

不是。亚甲炎是一种甲状腺的非细菌感染性炎症。桥甲炎全名桥本氏甲状腺炎，又称慢性淋巴细胞性甲状腺炎，是甲状腺的一种自身免疫性疾病。两者是有区别的（表 7-1）。

表 7-1　桥甲炎和亚甲炎的区别

项目	亚甲炎	桥甲炎
病因	与病毒感染和遗传因素有关	不明，与遗传因素和自身免疫因素相互作用有关。常伴有其他免疫性疾病

项目	亚甲炎	桥甲炎
发病机制	与病毒感染有关的变态反应性炎症	与自身免疫紊乱相关的慢性淋巴细胞性甲状腺炎
自限性	有	无
临床特点	夏季多见，常有上呼吸道感染史。多表现为急性发病，发热、甲状腺部位疼痛和转移痛明显，甲状腺腺体肿大，坚硬。病程一般历时数月。	病程长，起病隐匿，多无症状，主要表现为甲状腺无痛性弥漫性肿大
甲功	早期血清 T3、T4、FT3 与 FT4 浓度升高，血 TSH 降低。后甲功逐渐下降、恢复正常。	血清 T3、T4、FT3、FT4 一般正常或偏低。血 TSH 正常或升高早期多正常，少见甲亢（桥本氏甲亢），后逐渐出现甲减（桥本氏甲减）
甲状腺抗体（TGAb、TPOAb）	多正常	升高
治疗	早期对症（解热镇痛）	根据病情，激素替代治疗
预后	大部分自愈，极少发生甲减	发生甲减，需甲状腺素替代治疗

（武仁华　赵聆豆）

参考文献

［1］安振梅，王椿. 高尿酸血症与痛风防治［M］. 成都：四川科学技术出版社，2018.

［2］陈佳，李映桃，王振宇，等. 2018 年美国妇产科学会与 2019 年美国糖尿病学会妊娠期糖尿病指南比较［J］. 国际妇产科学杂志，2019，046（003）：336-341.

［3］郭爱敏，周兰姝. 成人护理学（下册）［M］. 3 版. 北京：人民卫生出版社，2017.

［4］黄叶飞，杨克虎，陈澍洪，等. 高尿酸血症/痛风患者实践指南［J］. 中华内科杂志，2020，59（7）：519-527.

［5］卢一寒，李静. 2016 年版 ATA《甲亢和其他病因导致的甲状腺毒症诊治指南》解读［J］. 药品评价，2017，14（1）：13-14.

［6］内分泌系统疾病基层诊疗指南编写专家组. 甲状腺功能亢进症基层诊疗指南（实践版 2019）［J］. 中华全科医师杂志，2019，18（12）：1129-1135.

［7］武全莹，郭立新. 胰岛素无针注射的研究进展［J］. 国际内分泌代谢杂志，2019，5（39）：178-181.

［8］夏维波，章振林，林华，等. 维生素 D 及其类似物临床应用共识. 中华骨质疏松和骨矿盐疾病杂志［J］. 2018，11：1-19.

［9］向光大. 临床甲状腺病学［M］. 北京：人民卫生出版社，2013.

［10］徐德全，代文杰. 成人甲状腺功能亢进围手术期治疗要点［J］. 中国实用外科杂志，2014，34（4）：296-299.

［11］尤黎明，吴瑛. 内科护理学［M］. 6 版. 北京：人民卫生出版社，2017.

［12］袁丽，武仁华. 内分泌科护理手册［M］. 北京：科学出版社，2011.

［13］袁丽，熊真真. 糖尿病护理与管理［M］. 北京：人民卫生出版社，2013.

［14］中华医学会内分泌学分会. 成人甲状腺功能减退症诊疗指南［J］. 中华内分泌代谢杂志，2017，33（2）：167-180.

［15］中国老年医学学会老年内分泌代谢分会，国家老年疾病临床医学研究中心

（解放军总医院），中国老年糖尿病诊疗措施专家共识编写组. 中国老年2型糖尿病诊疗措施专家共识（2018 年版）[J]. 中华内科杂志，2018，57（9）：626-641.

[16] 中华医学会糖尿病学分会教育与管理学组. 中国胰岛素泵治疗护理管理规范 [M]. 天津：天津科学技术出版社，2017.

[17] 中华护理学会糖尿病专业委员会. 高血糖患者围手术期血糖护理工作指引 [J]. 中华护理杂志，2017，52（7）：794-798.

[18] 中华糖尿病杂志指南与共识编写委员会. 中国糖尿病药物注射技术指南（2016 年版）[J]. 中国糖尿病杂志，2017，9（002）：79-105.

[19] 中华医学会儿科学分会内分泌遗传代谢学组，中华儿科杂志社编辑委员会. 中国儿童1型糖尿病标准化诊断与治疗专家共识（2020 版）[J]. 中华儿科杂志，2020，58（6）：447-454.

[20] 中华医学会骨质疏松和骨矿盐疾病分会. 骨质疏松性椎体压缩性骨折诊疗与管理专家共识 [J]. 中华骨质疏松和骨矿盐疾病杂志. 2018，11（5）：425-437.

[21] 中华医学会骨质疏松和骨矿盐疾病分会. 原发性骨质疏松症诊疗指南（2017）[J]. 中华骨质疏松和骨矿盐疾病杂志. 2017，（10）5：413-433.

[22] 中华医学会内分泌学分会. 中国高尿酸血症与痛风诊疗指南（2019）. 中华内分泌代谢杂志 [J]. 2020，36（1）：1-13.

[23] 中华医学会糖尿病学分会，中华医学会感染病学分会，中华医学会组织修复与再生分会. 中国糖尿病足防治指南（2019 版）（Ⅰ）[J]. 中华糖尿病杂志，2019，11（2）：92-108.

[24] 中华医学会糖尿病学分会. 中国糖尿病患者胰岛素使用教育管理规范 [M]. 天津：天津科学技术出版社，2011.

[25] 中华医学会糖尿病学分会. 中国2型糖尿病防治指南（2017 年版）[J]. 中华糖尿病杂志，2018，10（1）：4-67.

[26] 中华医学会糖尿病学分会. 中国持续葡萄糖监测临床应用指南（2017 年版）[J]. 中华糖尿病杂志，2017，9（11）：667-675.

[27] 中华医学会糖尿病学分会. 中国糖尿病运动治疗指南（2013 版）[M]. 北京：中华医学电子音像出版社，2013.

[28] 中华医学会糖尿病学分会. 中国血糖监测临床应用指南（2015 年版）[J].

糖尿病天地（临床），2016, 10（5）: 205–218.

［29］DE WIT HM, ENGWERDA EE, TACK CJ, et al. Insulin administered by needle-free jet injection corrects marked hyperglycaemia faster in overweight or obese patients with diabetes［J］. Diabetes Obes Metab, 2015, 17（11）: 1093–1099.

［30］KWON HR, HAN KA, KU YH, et al. The effects of resistance training on muscle and body fat mass and muscle strength in type 2 diabetic women［J］. Korean Diabetes J, 2010, 34（2）: 101–110.

［31］MCQUAID SE, HUMPHREYS SM, HODSON L, et al. Femoral adipose tissue may accumulate the fat that has been recycled as VLDL and nonesterified fatty acids ［J］. Diabetes, 2010, 59（10）: 2465–2473.

［32］RAVI AD, SADHNA D, NAGPAAL D, et al. Needle free injection technology: a complete insight［J］. Int J Pharm Investig, 2015, 5（4）: 192–199.

［33］SHAH UU, ROBERTS M, ORLU GUL M, et al. Needle-free and microneedle drug delivery in children: a case for disease-modifying antirheumatic drugs （DMARDs）［J］. Int J Pharm, 2011, 416（1）: 1–11.